Christian Zehenter

Heilkräuter
kurz & bündig

- ▮ verstehen
- ▮ anwenden
- ▮ wohlfühlen

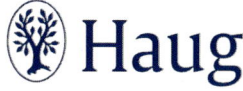

Haug

Was sind überhaupt »Heilkräuter«?

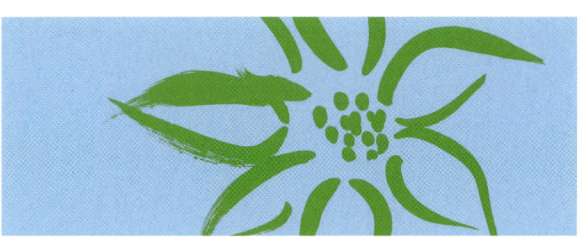

Indikationen: Mit Pflanzen heilen

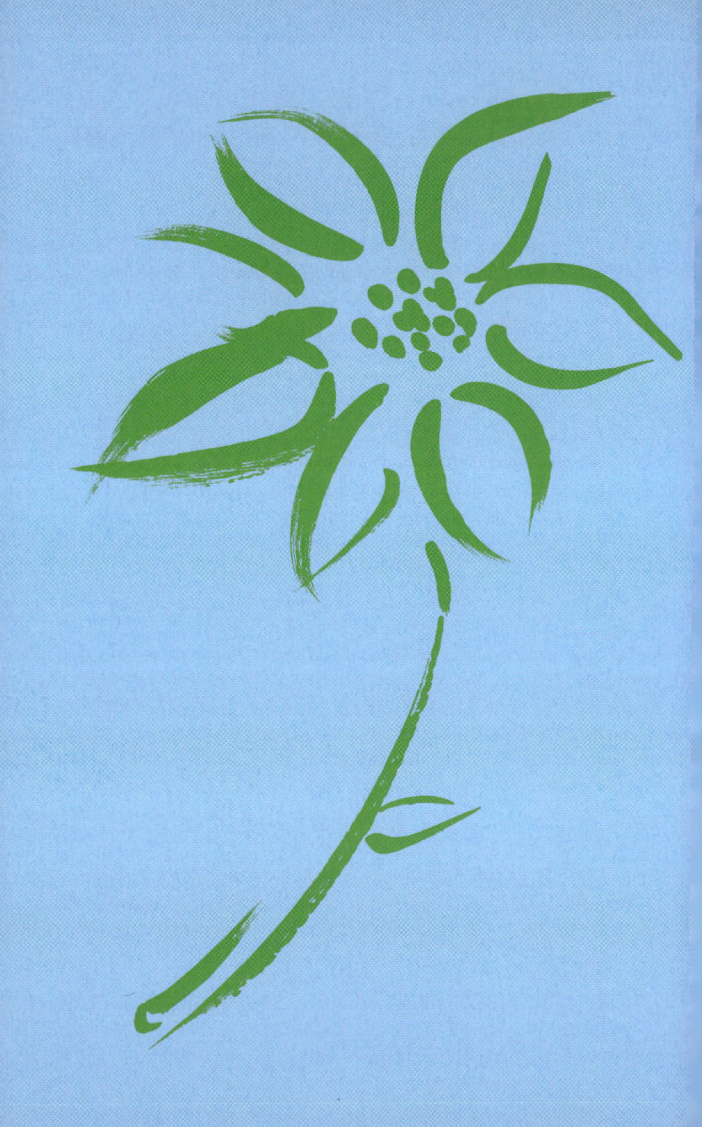

KAPITEL 1

Was sind überhaupt »Heilkräuter«?

Über Millionen von Jahren haben Heilpflanzen immer raffiniertere Strategien und Schutzstoffe gegen Krankheiten und belastende Einflüsse entwickelt, die sich medizinisch hervorragend nutzen lassen. Erdgeschichtlich besonders alte Pflanzen wie der Ginkgo-Baum (ca. 250 Mio. Jahre) oder der Ackerschachtelhalm (ca. 400 Mio. Jahre) sind gegen fast alle Krankheiten resistent. In getrockneter Form lassen sich die besonders wirksamen Pflanzenteile einfach und schnell gegen eine Vielzahl von Erkrankungen einsetzen.

Geschichte

Die Behandlung mit Heilkräutern lässt sich bis zu den alten Griechen und einige tausend Jahre weiter bis in die frühen Zeiten orientalischer, chinesischer und ägyptischer Medizin zurückverfolgen. Noch vor Beginn unserer Zeitrechnung hatte sie sich zur Wissenschaft entwickelt und wurde vom griechischen Arzt Hippokrates (460–377 v. Chr.) gelehrt, ebenso später von berühmten Heilern wie Dioscurides (1. Jh. n. Chr.), Hildegard v. Bingen (ca. 1098–1179), Tabernaemontanus (1522–1590) oder den »Kräuterpfarrern« Kneipp (1821–1897) und Künzle (1857–1945). Galten Heilkräuter noch zu Zeiten des Zweiten Weltkriegs als erste Therapie bei einer Vielzahl von Erkrankungen – von wundheilenden Wegerichauflagen bis zum fiebersenkenden Holunderblütentee –, so wurden sie von den anschließend aufkommenden synthetischen Medikamenten zunehmend verdrängt. Erst Jahrzehnte später, mit dem Aufspüren Hunderter hochwirksamer Inhaltsstoffe und Wirkungsmechanismen vieler Pflanzen, wurden sie schrittweise rehabilitiert. Meist sind die heilsamen Inhaltsstoffe in bestimmten Pflanzenteilen wie Blüten, Blättern oder Wurzeln besonders konzentriert.

Ob Bäume, Sträucher oder Kräuter: Man spricht von Heilkräutern oder, gleichbedeutend, von Heilpflanzen. Für eine ganze Reihe von Erkrankungen sind sie bis heute die wirksamste und einfachste Therapie mit den geringsten Nebenwirkungen – und zur kundigen Selbstbehandlung hervorragend geeignet. Aus diesem Grund erlebt die Pflanzenheilkunde derzeit eine Renaissance – auch bei Ihnen?

Was Sie über Heilkräuter wissen sollten

Ein großer Teil der pflanzlichen Schutzstoffe wirkt auch beim Menschen therapeutisch, vom antidepressiv wirkenden Hypericin des Johanniskrauts über das kühlende Menthol der Pfefferminze bis hin zum entzündungshemmenden Chamazulen der Kamille. Meist entfalten Heilpflanzen allerdings nur in der Gesamtheit ihrer Inhaltsstoffe ihre volle Wirkung, lassen sich also nicht durch Präparate oder künstlich hergestellte Substanzen ersetzen. In vielen Fällen waren sie jedoch die Grundlage für die Entwicklung moderner Medikamente, z.B. herzstärkende Digitalisglykoside (Fingerhut) oder »Aspirin« (Weidenrinde).

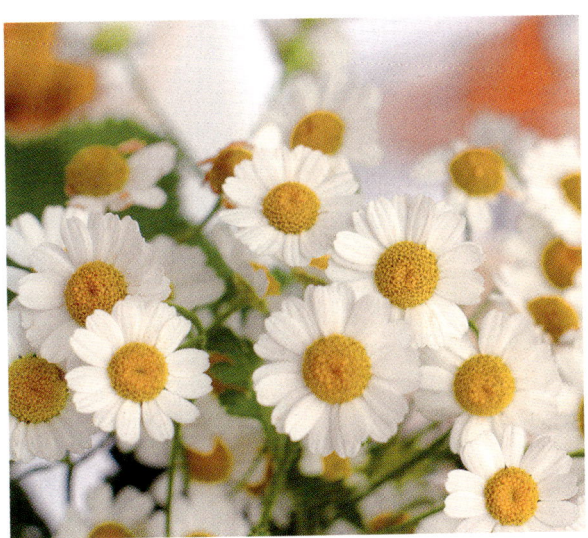

Warum getrocknete Pflanzen?

Heilkräuter lassen sich besonders gut in Form getrockneter Pflanzenteile, sog. Pflanzendrogen (von althochdeutsch: »trocken«), nutzen, mit denen sich dieses Buch beschäftigt. Auf der Grundlage wissenschaftlich gut belegter Wirkungen lassen sie sich einfach und wirkungsvoll selbst anwenden und sind lange haltbar. Neben den Porträts der wichtigsten Pflanzen sind viele weitere in den Übersichten aufgeführt. Für das Sammeln und Anwenden *frischer* Pflanzen sind allerdings weitere Kenntnisse, z.B. über Ernte, Trocknung, Dosierung, Naturschutz und Verwechslung, erforderlich (vgl. Bücher zum Weiterlesen, Seite 110).

Bezug der Pflanzen

Alle aufgeführten getrockneten Heilkräuter können bei Angabe von Menge (Gramm) und gewünschtem Pflanzenteil (z.B. Wurzeln, Blüten, Blätter) getrocknet bei Anbaubetrieben (siehe Anhang) oder in der Apotheke als loser »Tee« bezogen werden. Fast alle auf dem Markt erhältlichen getrockneten Heilkräuter werden in Kulturen angebaut, nur sehr wenige wild gesammelt. Tipp: Da sich die Preise verschiedener Anbieter stark unterscheiden können, lohnt sich ein Vergleich.

Aufbewahrung

Bewahren Sie die getrockneten Kräuter möglichst kühl, trocken und lichtgeschützt in gut verschließbaren Gefäßen (z.B. braune Schraubgläser) auf, damit sie nicht ihre Wirksamkeit verlieren oder Wasser ziehen (Gefahr von Schimmelbefall!). Sie halten sich dann bis zu fünf Jahren, wobei der Wirkstoffgehalt nach ca. 2 Jahren abnimmt – daher möglichst bald verbrauchen.

Wichtiges zur Selbstbehandlung

Bereits mit den Grundkenntnissen aus diesem Buch können Sie zwar nicht den Besuch beim Arzt oder Heilpraktiker pauschal ersetzen, aber eine ganze Reihe von Krankheiten mit den wichtigsten Heilpflanzen schnell und wirksam selbst behandeln oder einfach das Wohlbefinden steigern. Mit etwas Übung können Sie sich auch selbst entsprechend der beschriebenen Wirkung der Einzelpflanzen Ihre eigenen Einzeltees und Teemischungen zusammenstellen. Sie sollten allerdings immer die Grenzen der Selbstbehandlung beachten (siehe Kasten).

Grundregeln für die Selbstbehandlung mit Heilpflanzen:

▪ **Zeitliche Begrenzung:** Heilpflanzenanwendungen in der Regel über max. 6 Wochen durchführen, dann mindestens 2–3 Monate pausieren, um eine Anpassung des Körpers zu verhindern.

▪ **Behandlung gering dosiert beginnen:** Bei erstmaliger Anwendung (z.B. Tee, Einreibung, Bad) »Testlauf« mit reduzierter Dosis: Heilkräuter sind zwar im Allgemeinen nebenwirkungsarm, können jedoch in manchen Fällen allergische Reaktionen oder Reizungen hervorrufen. Bei Verschlimmerung die Behandlung sofort abbrechen.

▪ **Verbrühungen vermeiden:** Tee immer sehr achtsam, ohne Eile und nie in Reichweite von Kindern zubereiten. Wickel, Auflagen und Bäder vor der Anwendung – besonders bei Kindern – immer auf ihre Temperatur prüfen (z.B. an der Wange oder der Innenseite des Unterarms)

Hinweis

Grenzen der Selbstbehandlung

In folgenden Fällen sollten Sie einen Arzt oder Heilpraktiker aufsuchen:

- unbekannte Krankheitsursache (z.B. bei Schmerzen oder Schwindelgefühl)
- Fortbestehen der Symptome (z.B. Kopfschmerzen, Husten) über mehrere Wochen
- Fieber über 40 °C
- Fieber, das länger als drei Tage unvermindert andauert oder erneut aufflammt
- Entzündungen mit Überwärmung, Schwellung oder Eiterung
- starke Beeinträchtigung des Allgemeinbefindens (z.B. Schwächezustände, starke Schmerzen)
- Komplikationen wie Asthma oder Pseudokrupp
- Unsicherheit bei der Behandlung oder Einordnung der Symptome
- bei Kindern unter 6 Jahren, wenn Sie sich unsicher sind, da Symptome nicht immer genau zugeordnet werden können und eher Komplikationen (z.B. Austrocknung, Hirnhaut- oder Lungenentzündung) auftreten können.
- Durchfall, der länger als 3–4 Tage andauert (bei Kleinkindern und Säuglingen: < 1 Tag)
- Auch bei Schwangerschaft und Stillzeit sollten Sie im Zweifelsfall therapeutischen Rat einholen, da viele Wirkstoffe über Plazenta und Muttermilch an das Kind weitergegeben werden.

und bei Schmerzen sofort abnehmen. Bei Verbrühung durch Kontakt mit heißer Flüssigkeit sofort Kleidung entfernen oder kalte Flüssigkeit in Reichweite darübergießen – jede Sekunde zählt! Die betroffene Haut sofort und über 5–10 Minuten unter laufendem kalten Wasser

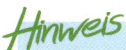

Dosierungen für Kinder

Säuglinge und Kleinkinder bis 3 Jahre bleiben, sofern sie nicht ausdrücklich erwähnt werden, von der Behandlung ausgenommen, da sie – z.B. auf ätherische Öle – sehr sensibel reagieren und bislang große Uneinigkeit über die entsprechenden Dosierungen herrscht. Wenn nicht anders empfohlen, erhalten **Säuglinge** $1/8$, **Kleinkinder** $1/4$, **Kinder von 6–9 Jahren** $1/2$ **und von 10–12 Jahren** $2/3$ **der Erwachsenendosis** bei allen Anwendungen (z.B. Tee, Vollbad).

kühlen (Achtung: Kinder unterkühlen dabei leicht). Bei Hautverletzung (Rötung, Blasen, Ablösung) umgehend einen Arzt aufsuchen oder ggf. Rettungsdienst rufen.
▮ Kinderdosierungen beachten (siehe Kasten).

Anwendungsformen

Teezubereitung

Die meisten Heilpflanzen und nahezu alle Mischungen lassen sich problemlos als Tee (Aufguss) zubereiten. Dazu wird Wasser zum Kochen gebracht und entweder heiß (80 °C = nach ca. 3 Minuten Abkühlen) oder kochend über die getrockneten Pflanzenteile in ein hitzebeständiges Gefäß, z. B. Teekanne, gegossen – und abgedeckt, damit möglichst wenig Wärme und Inhaltsstoffe entweichen. Faustregel: Bei Pflanzen mit reichlich ätherischen Ölen (z. B. Salbei, Pfefferminze, Melisse) oder Bitterstoffen heißes Wasser, bei allen anderen kochendes Wasser verwenden. Zwar ist es bequemer, die Pflanzen im Teebeutel oder -sieb ziehen zu lassen, jedoch auch wesentlich weniger wirksam. Von Instanttees in Pulverform ist abzuraten, da sie eine Reihe unerwünschter Begleitstoffe (v. a. Zucker) und häufig nur noch geringe Mengen an Heilpflanzen enthalten.

Zartere Pflanzenteile wie Blüten oder Blätter (z. B. Kamillen- oder Lavendelblüten) lässt man nur wenige Minuten ziehen (ca. 5 Minuten), da sich die Wirkstoffe rasch herauslösen und bei längerer Ziehdauer verstärkt schleimhautreizende Stoffe wie Gerb- und Bitterstoffe hinzukommen. »Kompakte« Pflanzenteile wie Früchte (z. B. Kümmel, Fenchel) oder Wurzeln werden dagegen frühestens nach 10 Minuten abgesiebt. Bei Mischungen wird die Pflanzenmenge leicht erhöht (in der Regel 2 TL/Tasse) und die Zeit vom Aufgießen bis zum Absieben dem Bestandteil mit der kürzesten Ziehdauer angepasst. Im Buch sind bewusst solche Teemischungen aufgeführt, die problemlos zu Hause und ohne Apothekerwaage hergestellt werden können.

TEEZUBEREITUNG

Schema Teezubereitung (Aufguss)

▪ $1/4$ l (1 große Tasse) Wasser zum Kochen bringen.
▪ Über 1–2 TL getrocknete Pflanzenteile gießen und abdecken.
▪ Nach 5 (Blüten, Blätter) bzw. 10 (Wurzeln, Früchte) Minuten durch ein feines Sieb (z. B. Stoffsieb) abgießen.
▪ Bei Husten ggf. mit 1 TL Honig süßen (nicht bei Diabetes und Säuglingen).
▪ Möglichst warm in kleinen Schlucken trinken (1–4 × tägl., max. über 6 Wochen).

Der Tee wird möglichst warm, frisch zubereitet und in kleinen Schlucken getrunken. Dabei sollten Sie ungestört sein, innerlich zur Ruhe kommen und idealerweise eine halbe Stunde nachruhen. Je nach Grad der Beschwerden werden 1–4 Tassen täglich getrunken, für eine höhere Wirksamkeit mindestens eine halbe Stunde vor oder ab zwei Stunden nach den Mahlzeiten. Lassen Sie den Tee nicht länger als eine Stunde stehen, da er an Verträglichkeit, Geschmack und Wirksamkeit einbüßt und es mit den Stunden zur Verkeimung durch Pilze und Bakterien kommt.

Neben dem Aufguss kommen vor allem zwei weitere Zubereitungen zur Anwendung:

▪ **Abkochung:** Holzige Pflanzenteile wie Wurzeln oder Rinde können nach dem Übergießen mit kaltem Wasser und Erhitzen zur besseren Wirkstoffausbeute etwa 10 Minuten im Wasser gekocht und dann abgesiebt werden.
▪ **Kaltauszug:** Die Pflanzenteile ziehen eine oder mehrere Stunden in kaltem Wasser und werden danach abgesiebt und der Tee (bei Bedarf) vorsichtig auf Trinktemperatur erwärmt: vor allem bei Schleimstoffpflanzen wie Isländisch Moos oder Eibischwurzel oder bei gerbstoffhaltigen

Pflanzen wie Bärentraubenblättern. Hier muss besonders auf einwandfreie, unverkeimte Ware (Apothekerware, trocken und luftdicht aufbewahrt, nicht älter als 1 Jahr) geachtet werden. In Mischungen können die entsprechenden Pflanzen problemlos als heißer Aufguss zubereitet werden.

Tinktur alias Kräuterschnaps – Alkoholischer Pflanzenauszug

Alkohol löst pflanzliche Wirkstoffe deutlich besser als Wasser und besitzt gerade bei äußerer Anwendung (Einreibung, Auflage) selbst eine therapeutische Wirkung. Besonders gebräuchlich sind verdauungsfördernde (z. B. Enzian, Tausendgüldenkraut, Wermut) oder blähungswidrige (Kümmel, Fenchel) Kräuterschnäpse. Blutwurztinktur wird als eines der wirksamsten Mittel gegen Durchfallerkrankun-

ZUBEREITUNG

Tinkturherstellung

60 g zerkleinerte, getrocknete (alternativ: 120 g frische) Pflanzenteile mit $^1/_2$ l hochprozentigem klaren Schnaps (z. B. 50 %iger Weingeist oder Doppelkorn 40 %) übergießen und vier Wochen am Licht (z. B. in einem Schraubglas auf dem Fensterbrett) ziehen lassen, dabei regelmäßig schütteln. Danach absieben und lichtgeschützt (max. 1 Jahr) aufbewahren. Die Wirksamkeit steigt mit Pflanzenmenge und Alkoholgehalt. Die Tinktur wird tropfenweise angewandt, z. B. 3 × tägl. 20 Tr. zur Einnahme oder Einreibung – oder pur zum Auftupfen (z. B. bei Akne oder Lippenherpes) sowie 5- bis 10-fach verdünnt als Mundspülung.

gen und wunde Stellen (auch im Mundraum) genutzt, Arnikatinktur (zum Einreiben) als »pflanzliches Kortison« gegen Blutergüsse, Arthritis und Arthrose. Tinkturen lassen sich problemlos zu Hause herstellen.

Hinweis: Keine innere Anwendung (Einnahme) bei Alkoholismus, Kleinkindern sowie Erkrankungen von Leber und Bauchspeicheldrüse.

Kräuterhonig

Insbesondere bei Husten können Sie Heilpflanzen mit der antibakteriellen, entzündungshemmenden und schleimlösenden Wirkung des Honigs kombinieren. Dazu werden typischerweise »Hustenpflanzen« wie Thymian, Huflattich und Spitzwegerich verwendet. Kräuterhonig lässt sich jedoch auch mit anderen Heilpflanzen herstellen. Er sollte allerdings nicht über eine Woche hinaus täglich angewendet werden, da er zu fast 100 Prozent aus Zucker besteht.

ZUBEREITUNG

Kräuterhonig-Herstellung

Getrocknete Pflanzen (z.B. Thymian, Huflattich und Spitzwegerich) in ein durchsichtiges Glas füllen und mit flüssigem Honig (z.B. Tannenhonig) schichtweise (eine Schicht Pflanzen und Honig im Wechsel) so übergießen, dass sie gerade bedeckt sind. An einen hellen Platz stellen (z.B. Fensterbrett) und nach drei Monaten abfiltern. Fertig ist eine hervorragende (Husten-)Medizin.

Wickel und Auflagen

Wickel eignen sich ideal für die Zufuhr bzw. den Entzug von Wärme, z.B. bei Fieber, Entzündung, Schmerzen oder Atemwegserkrankungen. Außerdem können sie großflächig Pflanzenwirkstoffe über die Haut übertragen und erreichen eine hohe lokale Wirksamkeit. Der Wickel besteht aus einem in Tee getränkten Innentuch (Leinen, Seide, Frottee) sowie einem schützenden Außentuch (Frottee, Molton, Wolle). Ein Wickel, der den betreffenden Körperteil nicht komplett umschließt, sondern lediglich aufgelegt wird, wird als Auflage bezeichnet. Je nach Beschwerden und Person wird der Wickel kalt bis sehr warm, feucht oder nass aufgelegt oder noch mit einem Zwischentuch (Baumwolle, Leinen, Frottee) versehen. Er wird möglichst am Ort des Geschehens platziert, z.B. bei Bronchitis auf der Brust oder bei Arthritis am betroffenen Gelenk, meist über etwa 30 Minuten, 1–2 × tägl. Statt Tee können u.a. auch aufgelegt werden:

- Wasser (mit einem Schuss Essig), z.B. fiebersenkender Wadenwickel
- Ätherische Öle (einige Tropfen pro Wickel), z.B. Lavendelöl bei Unruhe und Reizhusten oder Eukalyptusöl bei Blasenentzündung
- Quark, z.B. bei Schmerzen oder Entzündungen
- Zwiebeln bei Erkältung, Insektenstich oder Mittelohrentzündung
- zerdrückte gekochte Pellkartoffeln (wärmend bei Atemwegserkrankungen!)
- warmes Bienenwachs (Bronchitis)

Wichtig: Quark, Kartoffeln und Zwiebeln nicht direkt auf die Haut auflegen, sondern zuvor in ein dünnes Tuch (z.B. Stoffwindel) einschlagen.

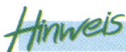

So funktioniert ein Heilkräuter-Wickel

▪ **Tee** (Aufguss): Doppelte Pflanzenmenge, ansonsten wie zum Trinken zubereiten und auf die gewünschte, intuitiv angenehme Temperatur abkühlen lassen: Bei Frösteln wärmer (nicht heiß), bei Fieber oder Hitzegefühl kühler. Wichtig: Kein kalter Wickel auf kalte Haut – max. 10°C unter Körpertemperatur!

▪ **Innentuch** (Leinen, Seide oder Frottee, bei sehr kleinen Wickeln: Stofftaschentuch) auf die gewünschte Größe falten, mit dem Tee tränken, leicht auswringen und auflegen. Je nach Beschwerden können auch z.B. ätherisches Pflanzenöl, Quark, Zwiebeln, Bienenwachs oder nur Wasser aufgelegt werden.

▪ Bei warmen, nassen Wickeln ein etwas größeres **Zwischentuch** (Baumwolle, Leinen, Frottee) über das Innentuch legen.

▪ Mit einem **Außentuch** (Frottee, Molton, Wolle) bedecken und stabil befestigen, an »schwierigen« Stellen (z.B. Ohr oder Fuß) mit Wollmütze, -socken etc.

▪ Warme Wickel mit einer außen aufgelegten **Wärmflasche** (nicht zu voll!) warm halten.

▪ Der Wickel liegt i.d.R. etwa **30 Minuten** bzw. so lange er als angenehm empfunden wird und wird bis zu 2 × tägl. wiederholt. Kalte Wickel werden allerdings nach **5–10 Minuten** abgenommen oder ausgetauscht, da sie sich dann stark erwärmen (kalten Wadenwickel bis zu 3 x mit jeweils ca. **20 Minuten** Pause erneuern).

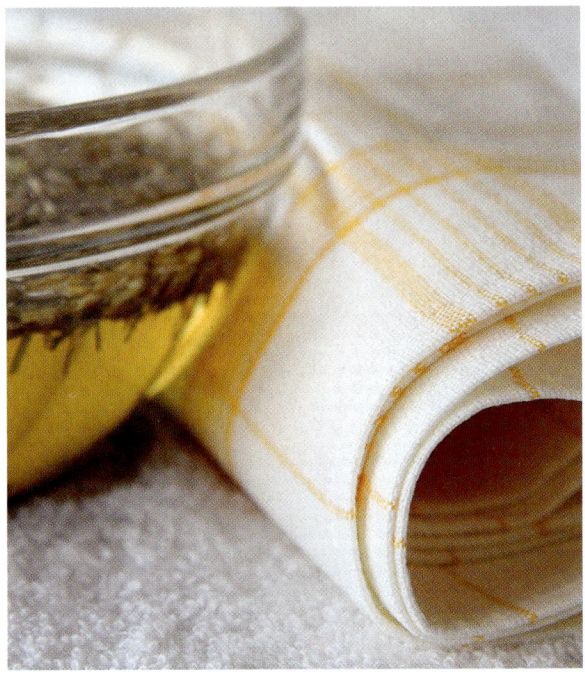

Heilkräuter-Bäder

Mit einem Teezusatz im Vollbad können Sie die Wirkung der Heilpflanzen über andere Anwendungen hinaus deutlich verstärken: Die Pflanzenwirkstoffe werden beim Baden gleichzeitig über die Haut aufgenommen und mit dem Dampf eingeatmet (Tipp: 500 g Speisesalz mit der Hand einrühren). Wichtig: Bei Herz-Kreislauf-Erkrankungen sollten Bäder nur nach ärztlicher Rücksprache durchgeführt werden.

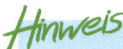

Vollbad

50 g getrocknete Pflanzenteile (z. B. Lavendelblüten) mit 2 l heißem Wasser übergießen, 10–15 Minuten ziehen lassen und dem Bad zugeben, bei akuten Erkrankungen jeweils die doppelte Menge, Badedauer: 20 Minuten bei max. 40 °C Wassertemperatur.

Sitz- und Teilbad

Tee wie bei Vollbad zubereiten (z. B. mit Ackerschachtelhalm und Kamille bei Unterleibsentzündungen) und dem Bad zugeben. Beim Sitzbad sollte das angenehm warme Wasser bis etwa zum Bauchnabel reichen, idealerweise in einer kleinen (Sitz-)Badewanne – Oberkörper und die angewinkelten Beine bleiben trocken, dürfen aber nicht auskühlen! Dauer: 15 Minuten, 1–2 × tägl.
Ansteigendes Fußbad: s. S. 44

Inhalation

Bei Atemwegserkrankungen mit Husten oder Schnupfen lässt sich der Heilkräuteraufguss durch Inhalation direkt zum Krankheitsort befördern, insbesondere bei hohem Gehalt an ätherischen Ölen (z. B. Kamille, Thymian, Lavendel). Da sich gerade Kinder beim Inhalieren immer wieder verbrühen, ist die Inhalation nur für ältere Jugendliche und Erwachsene geeignet – auch hier immer auf Sicherheit achten und nur hitzebeständige Gefäße verwenden. Hinweis: Die häufig empfohlene Salzwasserinhalation aus dem Topf bringt keinen Effekt: Wie die Wolken über dem Meer, so enthält auch der Dampf einer Salzwasserlösung kein Salz – es bleibt im Wasser.

Hinweis

Durchführung Inhalation

3 EL getrocknete Pflanzenteile (z. B. Kamillenblüten, Salbei- und Thymiankraut) in einem Topf mit 1 l heißem Wasser übergießen und abdecken. Nach 5 Minuten Kopf möglichst nah darüberhalten und durch ein Tuch bedecken, den Dampf 10–15 Minuten einatmen.

Salben

Salben übernehmen eine Doppelfunktion, indem sie die Haut pflegen und feucht halten sowie gleichzeitig Wirkstoffe in den Körper transportieren. Im Vergleich zu den handelsüblichen Salben auf Basis mineralischer Fette wie Paraffin werden pflanzliche Fette (einschließlich Wollfett)

Hinweis

Salben-Grundrezept

50 g getrocknete Kräuter in 500 ml Pflanzenöl (z. B. kaltgepresstes Olivenöl) unter Umrühren auf ca. 70 °C erhitzen und Temperatur halten. Nach 20 Minuten das Öl durch ein dünnes Tuch oder sehr feines Sieb in einen angewärmten Topf abgießen und 50 g Bienenwachs (Apotheke) einrühren, bis sich Wachs und Öl vollständig vermischt haben. Danach abgießen (z. B. in Salbendöschen aus der Apotheke) und mit einem Tuch abgedeckt erkalten lassen, dann fest verschließen, etikettieren und im Kühlschrank aufbewahren (Haltbarkeit: ca. 1 Jahr). Kleinere Salbenmengen können mit entsprechend reduzierten Zutatenmengen in einem heißen Wasserbad hergestellt werden. Tipp: Für stärker fettende Eigenschaften der Salbe (trockene Haut, Winter) kann dem Pflanzenöl $1/7$ Wollfett (Apotheke) zugegeben werden.

und die darin gelösten Wirkstoffe deutlich besser vom Körper aufgenommen. Besonders bei Störungen der Haut (z.B. mit Johanniskraut, Hamamelis, Ringelblume, Kamille), aber auch bei Atemwegserkrankungen (z.B. Einreibung über den Bronchien mit Thymian, Salbei, Lavendel) kann eine selbst hergestellte Salbe rasch Besserung erzielen. Sie lässt sich einfach herstellen und wird 1–3 × tägl. aufgetragen.

Heilpflanzenöle (Auszugsöle)

Heilpflanzenöle, sog. Auszugsöle, eignen sich besonders für großflächige Einreibungen, bei denen es nicht auf eine höhere Hautfeuchtigkeit ankommt. Einsatzgebiete sind u.a. Sonnenbrand, Muskel- und Nervenschmerzen, Verbrennungen und Massagen. Insbesondere hautschützende Pflanzen wie Ringelblume, Johanniskraut, Hamamelis, Kamille oder Süßholzwurzel liefern für diese einfache und wirksame Anwendung die wertvollsten Inhaltsstoffe. Nicht zu verwechseln ist das Auszugsöl mit dem meist stark duftenden ätherischen Öl (Aromaöl) einer Pflanze (z.B. ätherisches Minzöl), das in hoch konzentrierter Form im Handel ist und nur tropfenweise oder stark verdünnt angewendet werden darf (Raumbeduftung, Einreibung).

Hinweis

Zubereitung eines Ölauszugs

Ein Glasgefäß zur Hälfte mit zerkleinerten, getrockneten Pflanzenteilen füllen, mit kaltgepresstem Olivenöl aufgießen (Mengenverhältnis 10:1) und fest verschließen. 5 Wochen an einen hellen Ort stellen, mehrmals tägl. schütteln. Danach durch ein dünnes Tuch absieben. Gut verschlossen, lichtgeschützt und kühl aufbewahren. Das Öl hält sich ca. 1 Jahr und wird 1–3 × tägl. angewendet.

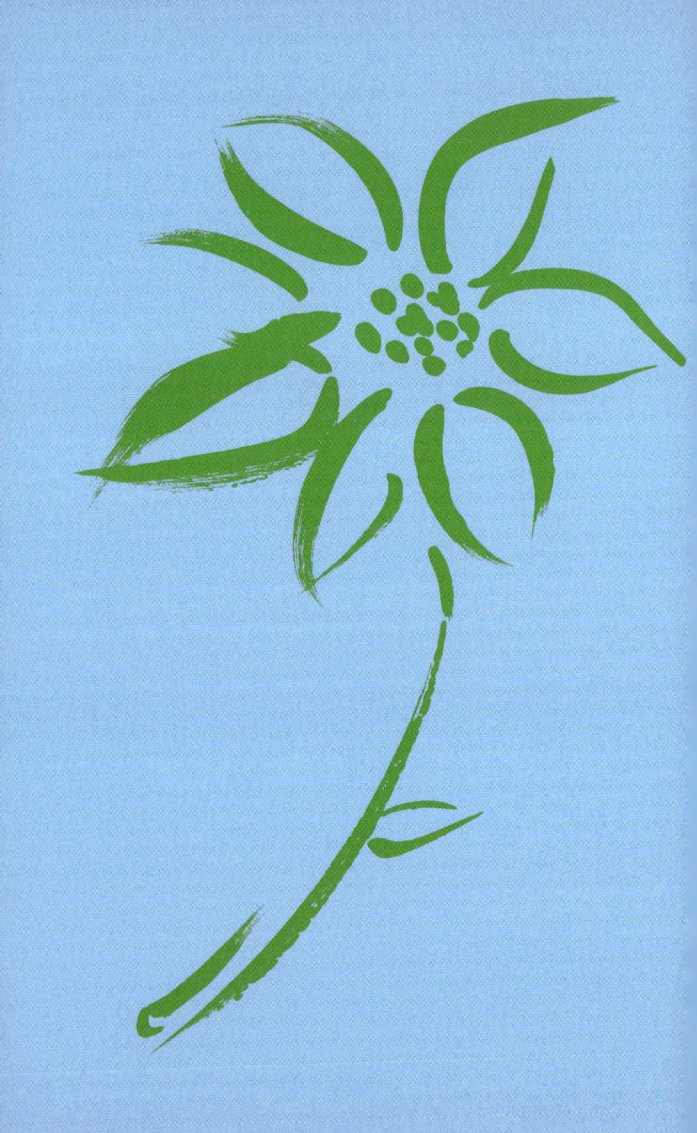

KAPITEL 2

Indikationen: Mit Pflanzen heilen

Im Folgenden werden die wichtigsten Heilpflanzen und ihre Anwendung, nach Einsatzgebieten (Indikationen) geordnet, vorgestellt und durch weitere Behandlungstipps ergänzt. Von Erkältung über Durchfall bis zu Schlafstörungen können Sie sich damit schnell einen Überblick über die geeignete und wirksamste Behandlung verschaffen und diese mit wenigen einfachen Schritten umsetzen. Je früher Sie behandeln, desto besser: Häufig lassen sich Krankheiten noch im Anfangsstadium stoppen, andere Beschwerden rasch zum Abklingen bringen.

Schnupfen, Husten & Co.: Atemwegserkrankungen

Die zarten Schleimhäute der Atemwege sind für Krankheitserreger und Belastungsfaktoren die »ideale« Eintrittspforte zum Körper. Allergien, feuchte Kälte, Nebenhöhlenentzündung oder Abwehrschwäche begünstigen Infektionen und Reizungen in diesem Bereich. Nasenschleimhäute, Rachen oder Bronchien zeigen sich rot und geschwollen, sondern Schleim ab oder werden trocken, gereizt und schmerzhaft. Doch gegen fast jede Atemwegserkrankung ist ein Kraut gewachsen.

Wichtige Heilpflanzen

Eibisch (Althaea officinalis)

Das bis zu 1,5 m hohe, behaarte Malvengewächs wächst v.a. auf Salzwiesen und zählt zu den schleimstoffreichsten Pflanzen überhaupt. Es eignet sich daher hervorragend zur Behandlung von Schleimhautentzündungen.

Verwendete Pflanzenteile: Wurzel (seltener Blätter)

Wichtigste Inhaltsstoffe: Pflanzenschleime (Wurzel: > 35 %), Stärke, Pektin, Saccharose, Flavonoide

Hauptwirkung: reizmildernd, schleimhautschützend, entzündungswidrig

Einsatzgebiete: trockener (Reiz)Husten, Entzündungen in Mund, Rachen, Magen und Darm, Hautverletzungen und -reizungen

TEEZUBEREITUNG

1–2 gehäufte TL getrocknete Wurzel mit $^1/_4$ l kaltem Wasser übergießen, 2 Stunden abgedeckt ziehen lassen, absieben und auf Trinktemperatur erwärmen. Ggf. mit Honig süßen. 2–3 Tassen tägl. schluckweise.

Geschmack: schwach, leicht süßlich

Weitere Anwendungen:

▪ Tee-Auflagen/-Umschläge bei Verletzungen, Verbrennungen, Reizungen und Furunkeln der Haut (Auflagen siehe Seite 16)
▪ Voll- und Teilbäder bei Haut- und Schleimhautreizungen (Zubereitung siehe Seite 19)

Nebenwirkungen/Einschränkungen: Nicht gleichzeitig mit Medikamenten einnehmen, da Eibischwurzel wie alle »Schleimpflanzen« die Aufnahme über den Darm geringfügig beeinträchtigen kann.

Hinweis: Eibischwurzel (möglichst Apothekenware) unbedingt luftdicht aufbewahren und rasch aufbrauchen, da sie stark Wasser zieht und dann verdirbt (muffiger Geruch durch Pilzbefall). Kinder von 1–4 Jahren $^1/_3$, von 4–10 $^2/_3$ der Erwachsenendosis.

Tipp: Eibischsirup (Apotheke) hat sich neben dem Tee als traditionelles Mittel gegen Reizhusten und Bronchitis bei Kindern bewährt.

Geeignet zur Kombination mit: Huflattich, Malve, Isländisch Moos, Süßholz, Königskerze, Ringelblume (verwendete Pflanzenteile siehe Übersichtstabellen im Anschluss an die Pflanzenporträts)

Huflattich (Tussilago farfara)

Der in Europa und Asien heimische Korbblütler (10–30 cm) ist eine der wirksamsten und ältesten Hustenpflanzen (lat. Tussis = Husten) und blüht nahezu als erste Pflanze im Jahr (Februar/März).

Verwendete Pflanzenteile: Blätter

Wichtigste Inhaltsstoffe: Pflanzenschleime, Gerb- und Bitterstoffe, Flavonoide, Sterole

Hauptwirkung: reizmildernd, schleimlösend, schleimhautschützend, desinfizierend, kräftigend

Einsatzgebiete: trockener und verschleimter Husten, akute und chronische Bronchitis, chronische Lungenerkrankungen, Reizmagen, Schleimhautreizungen in Mund, Rachen und Kehlkopf

TEEZUBEREITUNG

1–2 gehäufte TL getrocknete Blätter mit $1/_4$ l heißem Wasser übergießen, 5–10 Minuten abgedeckt ziehen lassen und absieben, ggf. mit Honig süßen. 2–3 Tassen tägl., max. 6 Wochen im Jahr.

Geschmack: schwach, leicht süßlich

Weitere Anwendungen:
▮ Gurgeln mit warmem Huflattichtee (2 TL/Tasse, Zubereitung wie Tee; mehrmals tägl.) bei Reizungen bzw. Irritationen der Mund- oder Rachenschleimhaut
▮ Tee-Auflagen (siehe Seite 16) bei Entzündungen, schlecht heilenden Wunden und unreiner Haut

Nebenwirkungen/Einschränkungen: Nicht verwenden bei Schwangerschaft, Stillzeit, Kindern unter 4 Jahren

Hinweis: Aufgrund enthaltener Spuren der leberschädigenden und krebserregenden Pyrrolizidin-Alkaloide (P. A.) nicht länger als 6 Wochen im Jahr einnehmen. Bei normalem Gebrauch besteht jedoch keine Gesundheitsgefahr. Es gibt bereits P. A.-freie Züchtungen. Kinder von 4–6 Jahren $1/3$, von 7–14 $1/2$ der Erwachsenendosis.

Geeignet zur Kombination mit: Spitzwegerich (ähnliche Wirkung), Thymian, Isländisch Moos, Süßholz, Anis

Isländisch Moos (Cetraria islandica)

Die weltweit vorkommende, kräftigende Bitterflechte (4–12 cm) wurde früher als nährstoffreiches Nahrungsmittel sowie zur Tuberkulosebehandlung verwendet. Sie sollte in keiner Teemischung gegen Reizhusten fehlen.

Verwendete Pflanzenteile: ganze Pflanze

Wichtigste Inhaltsstoffe: Schleimstoffe (60 %), Bitterstoffe (Flechtensäuren)

Hauptwirkung: reizmildernd, schleimhautschützend (Filmbildung), leicht desinfizierend, entzündungshemmend, appetitanregend, kräftigend

Einsatzgebiete: Appetitlosigkeit, Entzündungen in Mund und Rachen, Reizhusten, chronische Bronchitis, Magen-/

TEEZUBEREITUNG

▌ Zur Lösung von Bitterstoffen (Schwäche, Appetitlosigkeit): 1–2 gehäufte TL mit $1/4$ l heißem Wasser übergießen, 10 Minuten abgedeckt ziehen lassen und absieben, 2–3 Tassen tägl.

▌ Zur Lösung von Schleimstoffen (Husten, Entzündung): 1–2 gehäufte TL mit $1/4$ l kaltem Wasser übergießen, nach 3 Stunden absieben, 3 Tassen tägl. schluckweise.

Darmträgheit, Schwäche, Hautirritationen wie schlecht heilende Wunden oder Akne

Geschmack: fad, stark bitter

Weitere Anwendungen:
- Gurgeln mit Tee (2 TL/Tasse) mehrmals tägl. bei Mandelentzündung
- Zubereitung als Tinktur (siehe Seite 14), v.a. als Bitterstoffmittel
- Tee-Auflagen (siehe Seite 16) bei Akne und unreiner Haut

Nebenwirkungen/Einschränkungen: keine bekannt

Hinweis: Kinder von 1–4 Jahren $^1/_3$, von 4–10 Jahren $^2/_3$ der Erwachsenendosis

Tipp: Als praktische Alternative für unterwegs sind Isla-Moos Pastillen beliebt.

Geeignet zur Kombination mit: Huflattich, Thymian, Anis, Eibisch, Süßholz, Königskerze

Malve (Malva neglecta/silvestris)

Das violett blühende Malvengewächs mit seinen behaarten Stängeln und Blättern findet man an Wegrändern, Schuttplätzen und sonnigen Hängen. Die Malve rangiert auf den ersten Plätzen der reizlindernden Pflanzen für Haut und Schleimhäute.

Verwendete Pflanzenteile: Blüten, seltener Blätter

Wichtigste Inhaltsstoffe: Schleimstoffe (ca. 10 %), Flavonglykoside, Polysaccharide, Malvin, Spuren ätherischer Öle

Hauptwirkung: reizlindernd, haut- und schleimhautschützend

Einsatzgebiete: Reizhusten, Entzündungen der Mund- und Rachenschleimhaut, trockener Kehlkopf- oder Bronchialkatarrh, Magen-/Darmentzündung, Sodbrennen, Reizmagen, Hautirritationen (z. B. Ekzem, Juckreiz, wunde Stellen), Wundbehandlung

TEEZUBEREITUNG

1–2 gehäufte TL getrocknete Blüten mit $^1/_4$ l kaltem Wasser übergießen und 2 Stunden ziehen lassen, dann absieben und auf Trinktemperatur erwärmen, ggf. mit Honig süßen, 2–3 Tassen tägl. schluckweise.

Geschmack: zart-süß, mild, weich

Weitere Anwendungen:
▪ Auflagen/Umschläge (Hautreizungen und -erkrankungen, wunde Stellen) mit Tee, Anwendung siehe Seite 16
▪ Gurgeln (Schleimhautreizungen im Mund- und Rachenraum) mit Tee, mehrmals tägl.
▪ Bad/Sitzbad (Haut-/Schleimhaut-/Unterleibsentzündungen, Ekzeme, Hämorrhoiden), Anwendung siehe Seite 18 f.

Nebenwirkungen/Einschränkungen: keine bekannt

Hinweis: Auch für Säuglinge und Kleinkinder gut geeignet: Kinder von 0–1 Jahr $^1/_5$, von 1–4 $^1/_3$, von 4–10 $^2/_3$ der Erwachsenendosis. Die Wilde Malve ist nicht zu verwechseln mit der Roten Malve – besser bekannt als Hibiskus –, welche sich in Wirkung und Inhaltsstoffen deutlich davon unterscheidet.

Tipp: Die blaue Farbe des Tees kommt im Glas sehr gut zur Geltung und macht ihn bei Kindern besonders beliebt.

Geeignet zur Kombination mit: Schlüsselblume, Huflattich, Eibisch, Isländisch Moos, Süßholz, Königskerze, Ringelblume

Spitzwegerich (Plantago lanceolata)

Soldaten und Reisende verwenden Spitz-, Mittel- und Breitwegerich seit Tausenden von Jahren als hochwirksame und fast überall verfügbare Haut-, Wund- und Hustenpflanzen.

Verwendete Pflanzenteile: Blätter

Wichtigste Inhaltsstoffe: Schleim- und Gerbstoffe, Kieselsäure, Aucubin, Flavonoide

Hauptwirkung: entzündungshemmend, wundheilend, reizlindernd, desinfizierend (Aucubin), zusammenziehend

Einsatzgebiete:
- Innerlich: trockener und produktiver (verschleimter) Husten, Bronchitis, Asthma, Entzündungen der Mund- und Rachenschleimhaut
- Äußerlich: Hautirritationen und -verletzungen, Insektenstiche, Sonnenbrand, leichte Verbrennungen

TEEZUBEREITUNG

1–2 gehäufte TL getrocknete Blätter mit $1/_4$ l kochendem Wasser übergießen, 10 Minuten ziehen lassen und absieben, ggf. mit Honig süßen, 2–3 × tägl.

Geschmack: sehr mild, leicht bitter

Weitere Anwendungen:
- Spitzwegerichpresssaft bei Hautverletzungen, Brennen, Jucken und Insektenstichen unterwegs: Mehrere frische Spitzwegerichblätter kräftig gegeneinander verdrehen, bis der Saft austritt. Diesen dann auf die betroffenen Stellen mehrmals auftragen.
- Teeauflagen bei Hautirritationen (Durchführung siehe Seite 16)
- Hustenhonig (Zubereitung siehe Seite 15)
- Tinktur (Zubereitung siehe Seite 14)

Nebenwirkungen/Einschränkungen: keine bekannt

Hinweis: Spitzwegerich wird sehr gut vertragen und kann deshalb auch schon bei Kleinkindern angewendet werden. Der Spitzwegerichpresssaft (Apotheke) enthält im Vergleich zum Tee mehr desinfizierendes Aucubin. Kinder von 1–4 Jahren $1/3$, von 4–10 $1/2$ der Erwachsenendosis.

Tipp: Man kann frische Spitz- oder Breitwegerichblätter bei wunden oder gereizten Stellen auch direkt auf die Haut auflegen (z.B. mit Socken oder Pflaster befestigen) oder bei Husten oder Halsschmerzen darauf kauen.

Geeignet zur Kombination mit: Huflattich (ähnliche Wirkung), Thymian, Fenchel, Süßholz

Thymian (Thymus vulgaris)

Der kleine, aromatisch duftende Lippenblütler wird seit der Antike als pflanzliches Antibiotikum und eine der wichtigsten »Bronchitispflanzen« hochgeschätzt.

Verwendete Pflanzenteile: Kraut

Wichtigste Inhaltsstoffe: ca. 1,5 % ätherische Öle (v.a. Thymol), Gerbstoffe, Flavonoide

Hauptwirkung: krampf- und schleimlösend, bronchienerweiternd, desinfizierend, entzündungshemmend, verdauungsfördernd

Einsatzgebiete: Bronchitis, (krampfartiger) Husten, Erkältung, Asthma, Lungenemphysem, Magen-/Darmträgheit, Fehlverdauung mit Blähungen und Durchfall

Geschmack: intensiv-aromatisch, würzig-herb

Weitere Anwendungen:
▪ Inhalation (Durchführung siehe Seite 20)

TEEZUBEREITUNG

1 gehäuften TL getrocknetes Kraut mit $^1/_4$ l heißem Wasser übergießen, 5–10 Minuten ziehen lassen und absieben, ggf. mit Honig süßen, 3 × tägl.

▪ Kräuterhonig (Zubereitung siehe Seite 15)
▪ Thymianbad (Durchführung siehe Seite 19)
▪ Gewürz z. B. zu Fleischgerichten, Kartoffeln, Pasta
▪ Thymianöl (Herstellung siehe Seite 21) zum Würzen oder Einreiben (z. B. bei Erkältung auf die Brust oder über die Nebenhöhlen)

Nebenwirkungen/Einschränkungen: Bei konzentrierten *Auszügen* (z. B. Tropfen, Hustensaft, ätherisches Thymianöl) kann bei Überdosierung durch das enthaltene Thymol eine Schilddrüsenüberfunktion auftreten.

Hinweis: Kinder von 0–1 Jahr halbe Dosierung, ab 1 Jahr Erwachsenendosierung

Tipps: Bei Bronchitis heißen Thymianaufguss in einer offenen Thermosflasche über Nacht ins Schlafzimmer stellen (auch bei Kindern). Auch Einreibungen mit einer Mischung aus 50 ml Mandelöl und 10 Tropfen ätherischem Thymianöl (Apotheke) auf Brust und Rücken wirken sehr heilsam auf die Atemwege.

Geeignet zur Kombination mit:
▪ Bei Husten: Schlüsselblume, Huflattich, Spitzwegerich, Anis
▪ Bei Verdauungsbeschwerden: Kümmel, Fenchel, Pfefferminze, Anis

Zwiebel (Allium cepa)

Die allbekannte Küchenzwiebel besitzt mit ihren schwefelhaltigen Inhaltsstoffen hervorragende Heilwirkungen. Bei Husten oder Insektenstichen ist ihre antientzündliche und desinfizierende Wirkung sofort spürbar.

Verwendete Pflanzenteile: Zwiebel

Wichtigste Inhaltsstoffe: schwefelhaltige Aminosäuren, ätherisches Öl, Flavonoide, Diphenylamin

Hauptwirkung: blutdruck- und -fettsenkend, entzündungshemmend, keimwidrig, entgiftend, appetitanregend, verdauungsfördernd

Einsatzgebiete: Husten, Nebenhöhlen- und Mittelohrentzündung, Appetitlosigkeit, Leber- und Verdauungsstörungen, Insektenstiche, Arteriosklerose-Vorbeugung

Anwendungen:
- Gewürz/Gemüse
- Hustensirup: Klein gewürfelte Zwiebel mit Honig mischen, nach 2 Stunden filtern.
- Auflage, z.B. bei Nebenhöhlen- oder Mittelohrentzündung: Zwiebel vierteln und Schichten voneinander lösen. In ein feines Tuch einschlagen und angewärmt als Päckchen mindestens 30 Minuten auf den Entzündungsort (z.B. Ohr) legen.

Nebenwirkungen/Einschränkungen: keine bekannt

Tipp: Bei Insektenstichen (Wespen-, Bienen- sowie Mückenstiche) halbierte Zwiebel direkt für 10–20 Minuten auflegen.

Geeignet zur Kombination mit: geriebenem Meerrettich (stark wärmend, bei Auflagen nur kurze Anwendung), Kurkuma, Ingwer

Übersicht Erkältungspflanzen

Pflanze	Verwendeter Pflanzenteil
Anis (Pimpinella anisum)	Früchte
Brombeere (Rubus fruticosus)	Blätter
Eibisch (Althaea officinalis, siehe Seite 24)	Wurzel (selten: Blätter)
Eukalyptus (Eucalyptus globulus)	Blätter
Fenchel (Foeniculum vulgare, siehe Seite 61)	Früchte
Gänseblümchen (Bellis perennis)	Blüten
Hagebutte (Rosa canina)	Früchte
Holunder (Sambucus nigra, siehe Seite 48)	Blüten
Huflattich (Tussilago farfara, siehe Seite 26)	Blätter
Ingwer (Zingiber officinalis)	Wurzel
Isländisch Moos (Cetraria islandica, siehe Seite 27)	Kraut
Kamille (Matricaria recutita, siehe Seite 62)	Blüten
Kapland-Pelargonie (Pelargonium sidoides/reniforme)	Wurzel (nur als Präparat Umckaloabo® erhältlich)
Kapuzinerkresse (Tropaeolum majus)	Kraut
Königskerze (Verbascum densiflorum/phlomoides)	Blüten
Linde (Tilia cordata/platyphyllos, siehe Seite 50)	Blüten
Mädesüß (Filipendula ulmaria)	Blüten (seltener: Kraut)
Malve (Malva neglecta/silvestris, siehe Seite 28)	Blüten (seltener: Blätter)
Meerrettich (Armoricia rusticana)	Wurzel

Hauptwirkung
auswurffördernd, antibakteriell, blähungswidrig
zusammenziehend, schleimhautschützend, leicht antientzündlich
reizmildernd (v. a. bei Reizhusten), schleimhautschützend, entzündungswidrig
auswurffördernd, sekretlösend
blähungswidrig, krampflösend, auswurffördernd, keimwidrig
entzündungshemmend, zusammenziehend, stoffwechselfördernd, reizlindernd, auswurffördernd
abwehrstärkend, erfrischend, Vitamin-C-Lieferant
schweißtreibend, schleimlösend, abwehrstärkend
reizmildernd, schleimlösend, (schleim-)hautschützend, desinfizierend
schweißtreibend, abwehrsteigernd, brechreizlindernd, appetit- und verdauungsfördernd
schleimhautschützend (v. a. bei Reizhusten), entzündungshemmend, appetitanregend, kräftigend
entzündungshemmend, krampflösend, reizmildernd, (schleim-)hautschützend, keimwidrig
keimwidrig, abwehrsteigernd, schleimlösend
keimwidrig, abwehrsteigernd
reizlindernd, auswurffördernd, entzündungshemmend
schweißtreibend, auswurffördernd, reizmildernd, abwehrsteigernd, mild beruhigend
entzündungshemmend, fiebersenkend, schmerzlindernd
reizlindernd (v. a. bei Reizhusten), (schleim-)hautschützend
keimwidrig, abwehrsteigernd, wärmend

Pflanze	Verwendeter Pflanzenteil
Ringelblume (Calendula officinalis)	Blüten
Salbei (Salvia officinalis)	Blätter
Schlüsselblume (Primula veris)	Wurzel, Blüten
Seifenkraut, Rotes (Saponaria officinalis)	Wurzel
Sonnenhut, Roter (Echinacea purpurea)	Kraut (als Fertigpräparat)
Spitzwegerich (Plantago lanceolata, siehe Seite 30)	Blätter
Süßholz (Glycyrrhiza glabra, siehe Seite 71)	Wurzel
Thymian (Thymus vulgaris, siehe Seite 31)	Kraut
Zwiebel (Allium cepa, siehe Seite 33)	Zwiebel

Behandlung bei Schnupfen (Rhinitis)

Der **akute Schnupfen** wird fast immer von einem der rund 200 Schnupfenviren ausgelöst, die sich v.a. bei Wetterumschwung sowie engem Kontakt vieler Menschen in schlecht belüfteten Innenräumen ihre Opfer suchen. Dabei kommt es nach der Anfangsphase mit Brennen und Kitzeln in der Nase zu einer Nasenschleimhautentzündung mit vermehrter Schleimbildung, Niesreiz und evtl. Kopfdruck, Krankheitsgefühl, Brennen, verstopfter Nase. Von Beginn

Hauptwirkung
entzündungshemmend, keimwidrig, abwehrstärkend, wundheilungsfördernd
desinfizierend, entzündungshemmend, schleimlösend, verdauungsfördernd
sekretlösend, auswurffördernd, entzündungswidrig
auswurffördernd, desinfizierend, entzündungshemmend
keimhemmend, abwehrsteigernd, entzündungshemmend
entzündungshemmend, wundheilend, reizlindernd, desinfizierend
(schleim-)hautschützend, entzündungshemmend, schleim- und krampflösend, auswurffördernd, antiviral
krampf- und schleimlösend, bronchienerweiternd, desinfizierend, entzündungshemmend, verdauungsfördernd
blutdruck- und -fettsenkend, entzündungshemmend, keimwidrig, entgiftend, appetitanregend, verdauungsfördernd

bis zum Verschwinden des Schnupfens vergeht etwa eine Woche, doch kann der Verlauf mithilfe von Heilpflanzen und einiger einfacher Maßnahmen deutlich abgemildert oder im Frühstadium sogar gestoppt werden. Dies gilt auch für den **chronischen Schnupfen**, der über Wochen bis Jahre anhalten kann und häufig mit Infektanfälligkeit (mehr als 4

TEEMISCHUNGEN

Wärmender Schnupfentee

Linden- und Holunderblüten, Thymiankraut und Hagebuttenfrüchte zu gleichen Teilen mischen. 2 TL der getrockneten Mischung mit $\frac{1}{4}$ l heißem Wasser übergießen, nach 5 Minuten absieben, ggf. mit Honig süßen. 3 × tägl. 1 Tasse möglichst warm, zugedeckt nachruhen.

Erkältungen im Jahr), Allergien/Neurodermitis und Nebenhöhlenentzündungen einhergeht.

Kamillen-Thymian-Inhalation

3 EL einer Mischung aus Kamillenblüten und Thymianblättern in einem Topf mit 1 l heißem Wasser übergießen und 2–3 × tägl. 10 Minuten inhalieren. Dabei Kopf darüberhalten und mit einem Tuch (z.B. Frotteehandtuch) zudecken. Wer Menthol und andere ätherische Öle gut verträgt, kann 2–3 Tropfen Eukalyptusöl (Apotheke) hinzugeben (nicht bei Kindern).

Schnupfen-Nasensalbe

Bei brennender oder gereizter Nase Johanniskraut, Majorankraut, Ringelblumen- und Kamillenblüten (jeweils wie immer getrocknet) zu gleichen Teilen mischen. 50 g der Mischung in 100 g geschmolzener (nicht kochender) Butter 15–20 Minuten in einem erhitzten Topf ziehen lassen, durch ein Tuch (z.B. Geschirrtuch oder Stofftaschentuch) in ein Schraubglas absieben und kühl stellen. 2 × tägl. (z.B. mit Wattestäbchen) in die Nase tupfen. Bei Kindern unter 4 Jahren außen auf die Nasenflügel auftragen. Die Nasensalbe hält sich etwa 2 Wochen (bei Einfrieren 2–3 Monate).

Weitere Maßnahmen bei Schnupfen

- Auf frischen **Salbeiblättern** kauen (transportiert ätherische Öle in die Nasenhöhle und löst das Sekret).
- **Ansteigendes Fußbad** (siehe Seite 44)
- **Befeuchtete Raumluft** (z.B. feuchtes Tuch über die Heizung hängen)
- **Nasenspray** (bei trockener Nase) mit physiologischer Kochsalzlösung. Keine abschwellenden Nasentropfen (Schleimhautschädigung)!

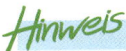
Hinweis

Tipps bei Nebenhöhlenentzündung

Die Behandlung entspricht dem Schnupfen, zusätzlich:

▌ chronisch: »12 Schritte gegen wiederkehrende oder chronische Erkältung« (Seite 45)

▌ Inhalation mit ätherischem Eukalyptus- und Kamillenöl (evtl. auch Pfefferminzöl, jeweils aus der Apotheke): 3–5 Tropfen auf einen Topf heißes Wasser, unter einem Tuch 2 × tägl. 10 Minuten inhalieren.

▌ Warme Zwiebelpäckchen: 2 × tägl. 30 Minuten erwärmte (z. B. mit Wärmflasche), zerteilte Zwiebel in ein feines Tuch eingeschlagen im Bereich der Nebenhöhlen auflegen.

▌ Wärme, Infrarotbehandlung

▌ heiße Hühnerbrühe, reichlich Knoblauch und Meerrettich

▌ Kombinationspräparat Sinupret (mit Eisenkraut, Holunder, Primelwurzel, Sauerampfer, Enzian), zur Schleimlösung Gelomyrtol

---

▌ Beim **Niesen und Ausschnäuzen** die Nasenflügel nicht zudrücken, da sonst der infektiöse Nasenschleim in die Nebenhöhlen gepresst wird!

▌ Bei **chronischem oder wiederkehrendem Schnupfen** außerdem: s. »12 Schritte gegen wiederkehrende oder chronische Erkältung« (S. 45)

Behandlung bei Husten und Bronchitis

Husten selbst ist eine gesunde Reaktion des Körpers, um die tieferen Atemwege von Verunreinigungen zu befreien. Jeder Husten, der länger als 4 Wochen andauert, sollte jedoch ärztlich untersucht werden. Ansonsten handelt es sich aber meist um eine Entzündung von Nase, Hals und Bronchien durch Erkältungsviren – einen **grippalen Infekt** (»Erkältung«). Typische Symptome sind neben dem Husten Schnupfen, Auswurf (ausgehusteter »Schleim«), Krankheitsgefühl, Kopf- und Gliederschmerzen und evtl. Fieber. Viele Menschen leiden auch unter trockenem **Reizhusten** und **allergischem Husten**, die über längere Zeit andauern können und die Lebensqualität ebenso beeinträchtigen wie **chronische Bronchitis**, die sich besonders bei Rauchen, trockener Luft und geschwächter Abwehr hartnäckig hält.

TEEMISCHUNGEN

Teemischungen bei Husten und Bronchitis

Schwitztee bei beginnender Erkältung

2 TL einer Mischung aus Lindenblüten, Hagebuttenfrüchten und Thymiankraut mit $1/4$ l heißem Wasser übergießen, 5–10 Minuten ziehen lassen, absieben, 3–4 × tägl. Nach dem Trinken möglichst 30 Minuten warm eingepackt nachruhen. Schwitzen ist erwünscht.

Tee und Ergänzungsmaßnahmen bei Halsschmerzen

2 TL einer Mischung aus Eibischwurzel, Isländisch Moos, Malvenblüten und Fenchelfrüchten mit $1/4$ l heißem Wasser übergießen, 5–10 Minuten ziehen lassen, ggf. mit Honig süßen, 3–4 × tägl. Ergänzend 2 × tägl. mit Salbeitee gurgeln und evtl. kalt-feuchter Halswickel (siehe Seite 45).

Standard-Husten- und Bronchitistee (lindernd, auswurffördernd)

2 TL einer Mischung aus Fenchelfrüchten (möglichst gemörsert), Thymiankraut, Spitzwegerich-, und Huflattichblättern mit $1/4$ l heißem Wasser übergießen, 5–10

Minuten ziehen lassen und absieben, 3–4 Tassen tägl. (nicht länger als 6 Wochen), ggf. mit Honig süßen. Bei Kindern oder längerer Anwendung können die Huflattichblätter durch Malvenblüten ersetzt werden (dann bereits für Säuglinge). Ergänzend haben sich Kamillen-Thymian-Inhalationen (siehe Seite 20) und -Bäder bewährt.

Reizhustentee (trockener Husten), schleimlösend
Huflattich- und Spitzwegerichblätter, Isländisch Moos, Eibisch- und Süßholzwurzel zu gleichen Teilen mischen. 2 TL der Mischung mit $^1/_4$ l heißem Wasser übergießen, 10 Minuten ziehen lassen und absieben. 3–4 Tassen tägl., ggf. mit Honig süßen, über max. 6 Wochen. Bei Widerwillen gegen die Bitterstoffe des Isländisch Moos kann es reduziert oder durch Malvenblüten ersetzt werden. Der Tee ist auch zur begleitenden Asthmabehandlung geeignet.

Reizhustentee, besonders für Kinder (trockener Husten)
Spitzwegerichblätter, Malvenblüten und Fenchelfrüchte zu gleichen Teilen mischen. 1 gehäuften TL mit 1 Tasse (150 ml) heißem Wasser übergießen, 7 Minuten ziehen lassen und absieben. 3–4 × tägl. 1 Tasse, ggf. mit Honig gesüßt.

Tee bei krampfartigem Husten
Thymiankraut mit Spitzwegerichblättern, Kamillen- und Ringelblumenblüten mischen. 2 gehäufte TL der getrockneten Kräuter mit $^1/_4$ l heißem Wasser übergießen, 5 Minuten ziehen lassen und absieben. 3–4 × tägl. Ergänzend: Kamillen-Thymian-Inhalation (siehe Seite 20).

Bronchial- und Asthmatee bei verschleimtem oder zähem Husten
Primelwurzel (Schlüsselblumenwurzel) mit Thymiankraut, Huflattich-, und Spitzwegerichblättern mischen.

2 gehäufte TL der getrockneten Kräuter mit $\frac{1}{4}$ l heißem Wasser übergießen, 10 Minuten ziehen lassen, dann absieben. 3 × tägl.

Basistee zur Flüssigkeitsaufnahme

Bei Erkältungskrankheiten sollten Sie reichlich Flüssigkeit (mindestens 1,5 l tägl.) aufnehmen, damit Schleimhäute und Stoffwechsel optimal versorgt sind. Hierzu eignet sich ein zusätzlicher Haustee, der über den Tag verteilt getrunken werden kann: 1 TL einer Mischung aus Brombeer- und Himbeerblättern (beide sehr gut verträglich) mit $\frac{1}{4}$ l heißem Wasser übergießen und nach 5 Minuten absieben. 3–5 Tassen tägl.

Weitere Heilkräuteranwendungen bei Husten und Bronchitis

Bronchialsalbe bei Bronchitis

Thymian- und Majorankraut, Salbeiblätter, Lavendelblüten und Fenchelfrüchte (idealerweise mit dem Mörser zerstoßen) mischen und damit nach dem Salben-Grundrezept (siehe Seite 20) eine Salbe herstellen. 1–2 × tägl. im Brustbereich und zwischen den Schulterblättern einreiben. Über die Haut wirkt die Salbe wohltuend schleimlösend, entzündungs- und keimhemmend. Bei Kindern unter 4 Jahren evtl. auf Salbei verzichten.

Zwiebel-Hustensirup

Eine der einfachsten und gleichzeitig wirksamsten Anwendungen bei Husten, Halsentzündung oder Bronchitis: 1 klein gewürfelte Zwiebel (Alternative, nur für Erwachsene: geraspelte Meerrettichwurzel) in einem Glas mit flüssigem Honig bedecken und nach zwei Stunden durch ein Teesieb den fertigen Sirup abfiltern. 3–5 × tägl. 1 TL.

Hustenhonig

Heilpflanzenhonig mit Thymiankraut, Spitzwegerich- und Huflattichblättern (Zubereitung siehe Seite 15) als »schnelle Behandlung« für zwischendurch oder unterwegs.

Zwiebelauflagen bei Atemwegserkrankungen

Bei Schnupfen, Husten und Erkältung: 2 Zwiebeln werden geviertelt, in Schichten geteilt, in ein dünnes Tuch eingepackt und schonend erwärmt, z.B. abgedeckt auf einem umgedrehten heißen Kochtopfdeckel. 6–8 Tropfen ätherisches Lavendelöl (Apotheke) verstärken die wohltuende Wirkung. Ein wärmendes Zwischentuch über das »Zwiebelpäckchen« legen und mit einem Außentuch (oder Oberteil) fixieren. Die Auflage liegt 30–60 Minuten am Ort der Entzündung, z.B. über den Bronchien, auf Hals oder Ohr. Auch für Kinder sehr gut geeignet – ebenso wie die »Zwiebelsocken« (Erkältung, Kopfschmerzen). Hierzu einfach das warme Zwiebelpäckchen mit Tuch oder Socken auf der Fußsohle fixieren. Auch eine Schale gewürfelte Zwiebel neben dem Kopfende des Bettes besänftigt nachts die Schleimhäute.

Ab dem zweiten Lebensjahr: Erkältungs-Brustwickel bei Husten/Bronchitis

▪ **Quarkwickel:** Dünnes Tuch (z.B. Stoffwindel) 1 cm dick mit zimmerwarmem Magerquark bestreichen und einschlagen. Auf die Brust auflegen, mit einem Frotteetuch bedecken und mit Außentuch oder engem Oberteil mindestens eine Stunde fixieren, wenn es angenehm ist, auch über Nacht. Wirkung: krampf- und schleimlösend, entzündungslindernd.

▪ **Warme Thymian-Kamillen-Auflage:** Brustwickel mit Thymian-Kamillentee (reizlindernd, bronchienerweiternd, keimwidrig), für jedes Alter, Durchführung siehe Seite 17.

- **Bienenwachsauflage** (besonders für Säuglinge, Klein-kinder und ältere Menschen): Bienenwachsauflage (Apo-theke) 3–4 Minuten mit einem Föhn erwärmen, bis sie weich (nicht flüssig) wird und vorsichtig direkt auf die Brust auflegen, Frottee- oder Wolltuch darüberdecken und fixieren. Sie liegt zwischen $1/2$ und mehreren Stun-den (wenn es angenehm ist, über Nacht, bei Säuglingen max. 3 Stunden) und kann mehrmals wiederverwendet werden. Die Auflage wirkt lösend und reizlindernd.
- **Heublumensäckchen** (Apotheke): In Wasserdampf er-hitzen und so heiß wie möglich, mit einem Frotteetuch fixiert, 30 Minuten auf die Brust auflegen. Die Mischung aus Wiesenblumen wirkt v.a. bei festsitzendem Husten sehr wohltuend.
- **Warme Kartoffelauflage:** 4–5 gekochte Pellkartoffeln zerquetschen, in ein Küchenhandtuch einschlagen und mit einem Nudelholz glatt walzen. Das Päckchen auf die Brust auflegen und mit Frotteetuch und Außentuch (oder engem Oberteil) fixieren, mindestens 30 Minuten liegen lassen. Nicht zu heiß auflegen! Stark wärmend, v.a. bei Frösteln, kalten Füßen oder Händen.

Weitere Maßnahmen bei Husten und Bronchitis

- **Ansteigendes Fußbad:** Füße in Eimer oder Wanne mit lauwarmem Wasser (33 °C, Wasser bis über die Knöchel) stellen. Dann über 20 Minuten heißes Wasser zugießen, bis die Temperatur gerade noch angenehm ist, max. 42 °C. Durch Zugabe von Kamillen-Thymian- und Holundertee sowie 3 EL Kochsalz kann man die Wirkung verstärken.
- **Erkältungsbad** mit Salbeiblättern (ab 7 Jahren), Thy-miankraut, Kamillen-, Holunder- und Lavendelblüten (Durchführung siehe Seite 19).
- **Kamillen-Thymian-Inhalation** (siehe Seite 20)

- **Feuchtkalter Halswickel** bei Halsschmerzen, Angina oder Mandelentzündung: Feines Tuch (Leinen, Baumwolle) in kühles Wasser tauchen, leicht auswringen und mit einem dünnen Frotteetuch darüber vorne um den Hals legen, sodass im Nacken ein Stück frei bleibt. Mit einem Schal über 20–40 Minuten locker fixieren.
- **Frische Luft:** Räume gut lüften (Fenster mindestens 5 Minuten in der Stunde ganz öffnen, Spaziergänge im Freien etc.)
- **Leichte Bewegung** (z.B. Spaziergänge), aber kein Sport (Gefahr von Herz- und Nierenschäden)
- **Den Körper warm halten**, aber keine Sauna, da sie kurzfristig belastend und nur langfristig kräftigend wirkt.

Hinweis

12 Schritte gegen wiederkehrende oder chronische »Erkältung« (Schnupfen, Halsentzündung, Husten/Bronchitis)

1. **Nasenspülung**: Nasenspülkännchen aus der Apotheke (z.B. Emser Nasendusche) mit lauwarmer Kochsalzlösung (1 gehäufter TL Salz auf 1 l Wasser) befüllen und morgens und abends je eine Kannenfüllung durch jedes Nasenloch laufen lassen, Mund dabei öffnen und Kopf nach unten neigen. Auf diese Weise werden zäher Schleim, Keime, Verunreinigungen und Allergene (z.B. Pollen) aus der Nase gespült.
2. Bei Frösteln, kalten Händen oder Füßen: **Lindenblütentee** sowie reichlich **wärmende Gewürze** wie Kurkuma (Gelbwurz), Ingwer oder Meerrettich tägl.
3. **Mikronährstoffe**: Zink (15–30 mg, z.B. Zinkorotat-POS Tbl.), Selen (100–300 µg, z.B. Selen-Forte Syxyl) und Vitamin C kurweise über 6 Wochen. Selen hierbei getrennt und vor/zwischen den Mahlzeiten einnehmen.

4. **Roter Sonnenhut** (Echinacea purpurea, nur als Präparat) zur Immunstimulation, z. B. Esberitox mono Tbl./Tr., Florabio naturreiner Heilpflanzensaft Sonnenhut; nicht länger als 2 Wochen ohne Pause.

5. **Sport**/Intensive Bewegung mindestens 3 × 1 Stunde pro Woche. Täglich sollten Sie mindestens 10 000 Schritte tun (Tipp: Schrittzähler)!

6. Frische **Luft**, **Sonnenlicht**: Häufige Aufenthalte im Freien, Räume gut lüften.

7. Gezielte **Kälte- und Wärmereize**: Warm-Kalt-Wechselduschen, Arme und Beine 2 × tägl. kalt abduschen (außen beginnend, kalte Haut dafür zuerst anwärmen, nicht bei Frösteln!), Sauna.

8. Viel **Trinken**: Mindestens 1,5 l Tee, Wasser oder 1 : 3 verdünnte Saftschorle tägl. – Kaffee oder Limonade zählen dabei nicht.

9. Mehrmals tägl. reichlich **frisches Gemüse** (schonend gegart oder roh) auf dem Speiseplan

10. **Belastungen reduzieren**: regelmäßiger und ausreichender Schlaf (8 Stunden), nicht über 50 Wochenarbeitsstunden, Ängste und kalte Konflikte lösen, Sport, Sexualität, Entspannung, Religion, gesunde Beziehungen, Reduzierung von Rauchen, Alkohol, Übergewicht, fett- und kalorienreicher Ernährung

11. **Allergene meiden**: Allergietest, Beobachtung von jahreszeitlichen Besserungen, Auslassdiät (auf verdächtige Nahrungsmittel testweise 4 Wochen verzichten)

12. **Diagnostische Abklärung**, falls die Symptome fortbestehen: Nasenspiegelung, Ultraschall, Röntgen durch einen HNO-Arzt, um Nebenhöhlenentzündungen, Defekte der Nasenscheidewand und andere chronische Krankheitsherde auszuschließen.

Fieber, fiebrige Erkältung

Von Fieber spricht man bei einer Körpertemperatur über 38 °C (normal: ca. 37 °C). Gemessen wird die Körpertemperatur mit einem Fieberthermometer im After (am genauesten, Thermometerhülle aus der Apotheke) oder unter der Zunge (0,3–0,5 °C hinzurechnen).

Durch die erhöhte Temperatur werden Stoffwechsel- und Abwehrprozesse beschleunigt und eingedrungene Bakterien oder Viren gehemmt oder sogar abgetötet. Fieber unter 40 °C und bis zu 3 Tagen Dauer ist grundsätzlich eine notwendige und harmlose Reaktion des Körpers, die auch bei Kindern i.d.R. keine fieber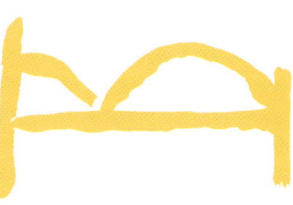senkenden Medikamente erfordert (außer bei Neigung zu Fieberkrämpfen). Zur Linderung, sanften Senkung und Verkürzung des Fiebers und seiner Symptome (u.a. Frösteln, Kopf- und Gliederschmerzen, Abgeschlagenheit) haben sich Heilpflanzen sehr gut bewährt.

Hinweis

Achtung:

Steigt das Fieber auf über 40 °C (tödlich ab ca. 42,6 °C), dauert länger als 3 Tage unvermindert an oder flammt erneut heftig auf, sollten Sie einen Arzt hinzuziehen. Besondere Aufmerksamkeit ist bei Säuglingen und Kleinkindern geboten (Arztbesuch nach spätestens 24 Stunden Fieber), bei denen rasche Temperaturanstiege und Austrocknungserscheinungen auftreten können.

Wichtige Heilpflanzen

Holunder (Sambucus nigra)

Den bis zu 7 m hohen Holunderstrauch trifft man häufig in Gärten, Hecken, an Bachufern, Feld- und Waldrändern an. Aus den weißen Blütendolden entwickeln sich im Herbst schwarzviolette Beeren.

Verwendete Pflanzenteile: Blüten

Wichtigste Inhaltsstoffe: Glykoside, Flavonoide, bis 0,2 % ätherisches Öl, Gerbstoffe, Schleim

Hauptwirkung: stark schweißtreibend, schleimfördernd, abwehrstärkend

Einsatzgebiete: fiebrige Erkältungskrankheiten, Steigerung der Immunabwehr, Erkältungsvorbeugung

TEEZUBEREITUNG

2 gehäufte TL getrocknete Holunderblüten mit $^1/_4$ l kochendem Wasser übergießen und 7 Minuten ziehen lassen. Mehrmals tägl. 1–2 Tassen möglichst heiß.

Geschmack: herb-würzig

Weitere Anwendungen:
- Bad (Voll- und Fußbad, Anwendung siehe Seite 19, 44)
- Holunderbeerensaft

Nebenwirkungen/Einschränkungen: keine bekannt

Hinweis: Holunderbeeren werden erst bei Hitze ungiftig, daher nie roh pressen oder verzehren! Die Blütendolden lassen sich von Mai bis Juni gut selbst sammeln. Zum Trocknen ca. 1 Woche an einem luftigen, schattigen Ort auf einem dünnen Baumwolltuch ausbreiten. Danach gut verschlossen und lichtgeschützt aufbewahren.

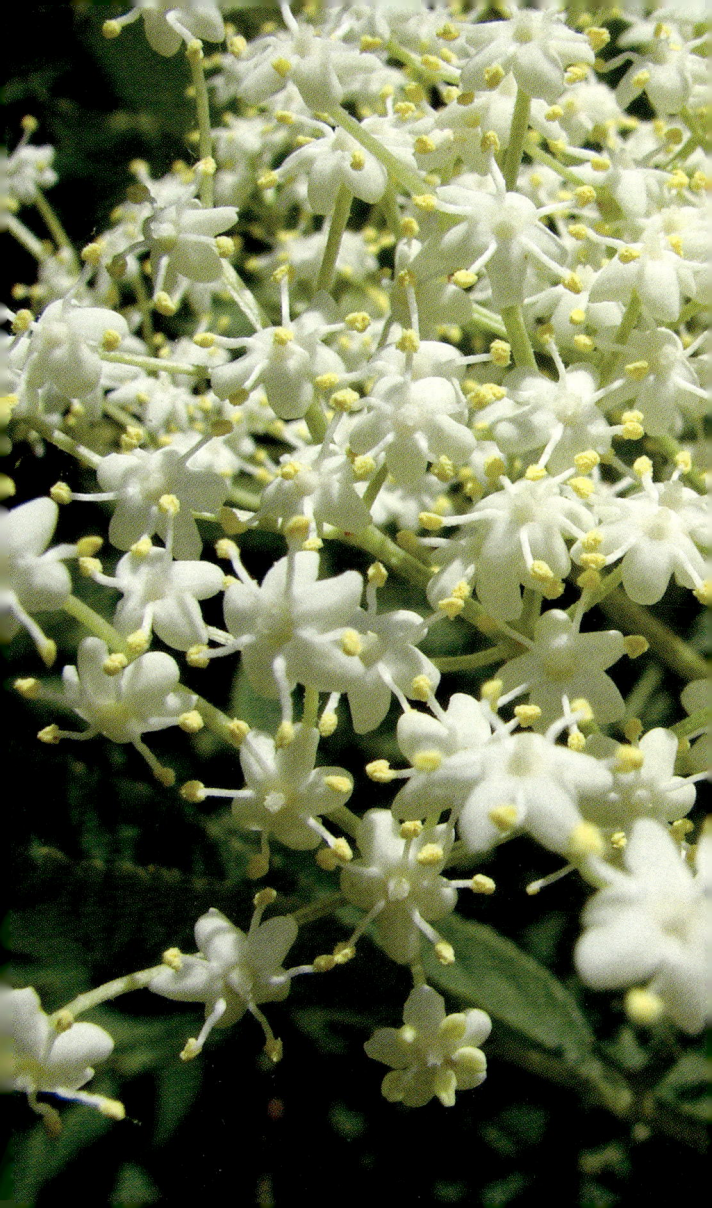

Tipp: Heißer Holunderbeerensaft (z.B. Voelkel Holunder-saft) zählt zu den wirksamsten Mitteln bei (fiebrigen) Er-kältungen, auch bei Kindern: 1:1 mit Wasser verdünnt, 2 × tägl. 0,2 l.

Geeignet zur Kombination mit: Thymian, Weidenrinde, Weißdorn, Lindenblüten, Kamille, Mädesüß, Malve, Hage-butte, Süßholz

Linde (Tilia cordata/platyphyllos)

Die aromatisch duftenden Blüten der Winterlinde (Tilia cordata, kleinere Blätter) und Sommerlinde (Tilia platy-phyllos) werden aufgrund der sehr ähnlichen Eigenschaf-ten gleichermaßen verwendet.

Verwendete Pflanzenteile: Blüten

Wichtigste Inhaltsstoffe: ätherische Öle, Flavonoide, Schleim, Gerbstoffe, Glykoside

Hauptwirkung: schweißtreibend, reizlindernd, auswurfför-dernd, beruhigend, abwehrsteigernd

Einsatzgebiete: fiebrige Erkältungskrankheiten, Husten, Steigerung der Immunabwehr, Erkältungsvorbeugung

TEEZUBEREITUNG

1–2 gehäufte TL getrocknete Lindenblüten mit $\frac{1}{4}$ l ko-chendem Wasser übergießen und abgedeckt 7 Minuten ziehen lassen, 3–5 × tägl. 1 Tasse so heiß wie möglich trinken.

Geschmack: sehr mild, leicht aromatisch

Weitere Anwendungen: Bad (Voll- und Fußbad, Anwendung siehe Seite 19)

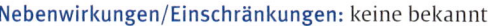

Nebenwirkungen/Einschränkungen: keine bekannt

Hinweis: Wer selbst Lindenblüten sammelt, muss dies direkt an den Tagen nach dem Aufblühen tun, da später der Wirkstoffgehalt nachlässt. Auf luftige Trocknung (ca. 1 Woche) achten. Lindenblütentee wird auch von Kleinkindern ab 1 Jahr gut vertragen (halbe Dosierung). Kinder von 9–12 Mon. $^1/_4$, von 1–4 Jahren $^1/_2$ der Erwachsenendosis.

Tipp: Als gutes Mittel gegen Reizhusten kann man 2 gehäufte TL Lindenblüten 1 Stunde in kaltem Wasser ziehen lassen, 3 × tägl. eine Tasse »trinkwarm«.

Geeignet zur Kombination mit: Thymian, Weidenrinde, Holunderblüten, Weißdorn, Kamille, Mädesüß, Malve, Hagebutte, Süßholz

Weide (Salix alba/purpurea/daphnoides)

1898 wurde aus dem Salicin der Weidenrinde die Acetylsalicylsäure (»Aspirin«) synthetisiert. Doch der natürliche Weidenrindenwirkstoff hat zwei große Vorteile: Bei sehr ähnlicher Wirkung (Unterschied: kaum blutgerinnungshemmend) reizt er den Magen nicht und wird über mehrere Stunden kontinuierlich in den Körper aufgenommen.

Verwendete Pflanzenteile: Rinde

Wichtigste Inhaltsstoffe: Salicin, Salicinderivate, Gerbstoffe, Glykoside, Flavonoide

Hauptwirkung: schmerzlindernd, fiebersenkend, entzündungshemmend, antirheumatisch

Einsatzgebiete: fieberhafte Erkrankungen, Kopf- und Gliederschmerzen, rheumatische Beschwerden

Geschmack: bitter, zusammenziehend

TEEZUBEREITUNG

1–2 gehäufte TL fein geschnittene getrocknete Weiden-rinde mit $^1/_4$ l kochendem Wasser übergießen und abgedeckt 10 Minuten ziehen lassen, 3–5 × tägl. 1 Tasse.

Weitere Anwendungen: Vollbad (Durchführung siehe Seite 19), Waschung

Nebenwirkungen/Einschränkungen: Bei längerfristiger Einnahme evtl. Verzögerung der Blutstillung (Thrombozytenaggregation). Nicht bei Schwangerschaft und Säuglingen.

Hinweis: Kinder von 1–4 Jahren $^1/_4$, 4–10 Jahre $^1/_2$ der Pflanzenmenge. Zu Beginn des Fiebers v.a. schweißtreibende Mittel (Linde, Holunder, Ingwer) und erst zur Fiebersenkung entzündungshemmende Pflanzen (Weide und Mädesüß).

Tipp: Nutzen Sie eine Tasse Weidenrindentee als nebenwirkungsarme Alternative zur Kopfschmerztablette.

Geeignet zur Kombination mit: Holunder- und Lindenblüten, Thymian, Weißdorn, Kamille, Mädesüß, Malve, Süßholz

Weißdorn (Crataegus monogyna/laevigata)

Blüten und Blätter des ein- oder zweigriffeligen Weißdorns (Crataegus monogyna und laevigata) steigern nachweislich die Herzleistung. Dies ersetzt nicht automatisch synthetische Herzmedikamente, kann deren Einsatz aber reduzieren oder verzögern und macht Weißdorn zum idealen Kräftigungsmittel bei körperlichen Schwächezuständen und fieberhaften Infektionen.

Verwendete Pflanzenteile: Blüten mit Blättern

Wichtigste Inhaltsstoffe: herzwirksame Flavonoide, Procyanidine, biogene Amine, Triterpensäuren, Sterole, Phenolcarbonsäuren

Hauptwirkung: Weißdorn steigert Leistung, Kontraktionskraft und Durchblutung des Herzens, die körperliche und geistige Leistungsfähigkeit und reguliert den Herzrhythmus. Er wirkt allgemein kräftigend und aufbauend.

Einsatzgebiete: Koronare Herzkrankheit, leichte Herzmuskelschwäche (NYHA I + II), Herzschmerzen/Angina pectoris, Herzrhythmusstörungen, Altersherz, Herz-Kreislauf-Stärkung

TEEZUBEREITUNG

1 gehäufter TL getrocknete Weißdornblüten – oder Blüten mit Blättern – mit $\frac{1}{4}$ l kochendem Wasser übergießen und abgedeckt 15 Minuten ziehen lassen, 3–4 × tägl. 1 Tasse.

Geschmack: mild, leicht süßlich-bitter

Weitere Anwendungen: Tinktur (Tinktur-Zubereitung, siehe Seite 14)

Nebenwirkungen/Einschränkungen: keine bekannt

Hinweis: Weißdorn ist sehr gut verträglich und sollte bei länger andauernder Herz-Kreislauf-Schwäche über mindestens 6 Wochen eingenommen werden.

Tipp: Neben dem Tee haben sich hochdosierte Präparate bewährt, z. B. Crataegutt novo 450 Filmtbl.

Geeignet zur Kombination mit:

▌ Besenginsterkraut, Ginkgo, Rosmarin (bei Herz-Kreislauf-Schwäche)

Übersicht Fieberpflanzen

(Erkältung/Bronchitis: siehe auch Übersicht Erkältungspflanzen, Seite 34)

Pflanze	Verwendeter Pflanzenteil
Brombeere (Rubus fruticosus)	Blätter
Holunder (Sambucus nigra, siehe Seite 48)	Blüten
Ingwer (Zingiber officinalis)	Wurzel
Kamille (Matricaria recutita, siehe Seite 62)	Blüten
Linde (Tilia cordata/platyphyllos, siehe Seite 50)	Blüten
Mädesüß (Filipendula ulmaria)	Blüten/ Kraut
Süßholz (Glycyrrhiza glabra, siehe Seite 71)	Wurzel
Weide (Salix alba/purpurea/ daphnoides, siehe Seite 51)	Rinde
Weißdorn (Crataegus monogyna/ laevigata, siehe Seite 52)	Blüten mit Blättern

▌ Bei Bluthochdruck: Herzgespannkraut, Wolfstrappkraut, Adoniskraut (Letztere beide nur als Fertigarzneimittel), Johanniskraut, Baldrian, Melisse
▌ Bei fiebrigen Infekten: Weidenrinde, Thymian, Holunder- und Lindenblüten, Kamille, Mädesüß, Malve, Süßholz

Weitere Maßnahmen

▌ **Bettruhe,** dabei nur leicht zudecken.
▌ **Reichlich trinken** (Basistee zur Flüssigkeitsaufnahme siehe Seite 42).
▌ **Gut lüften.**
▌ **Fiebersenkende Waschung** (auch bei Kindern): 5 Minuten kühl bis lauwarm (mindestens 28 °C) mit nassem

Hauptwirkung

zusammenziehend, schleimhautschützend, leicht antientzündlich

schweißtreibend, schleimlösend, abwehrstärkend

schweißtreibend, abwehrsteigernd, brechreizlindernd, appetit-
und verdauungsfördernd

entzündungshemmend, krampflösend, leicht beruhigend,
reizmildernd, haut- und schleimhautschützend, keimwidrig

schweißtreibend, auswurffördernd, abwehrsteigernd, mild
beruhigend

entzündungshemmend, fiebersenkend, schmerzlindernd

haut- und schleimhautschützend, entzündungshemmend,
schleim- und krampflösend, auswurffördernd, antiviral

schmerzlindernd, fiebersenkend, entzündungshemmend

leistungs- und herzstärkend, blutdruckregulierend

Waschlappen waschen, danach ruhen. Bei Säuglingen
nur Unterarme waschen (Unterkühlung). Ab 10 Jahren
Waschung mit kühlem Pfefferminztee.

▪ **Leichte Kost**, bei Kindern: Wunschkost, nicht zum Essen
zwingen.
▪ **Wadenwickel** (auch für Kinder ab dem sechsten Lebens-
monat): Innentuch (z. B. doppeltes Leinentuch oder einfa-
ches Frotteetuch) in kühles, aber noch angenehmes Wasser (bei Kleinkindern 35 °C, 4–10 Jahre: 30 °C) tauchen
und nur sehr leicht auswringen. Beide Waden 1,5-fach
straff einwickeln und mit Zwischentuch (Frottee) und
Kniestrumpf/Außentuch fixieren. Nach ca. 10 Minuten
Wickel abnehmen, im Abstand von ca. 20 Minuten bis zu
3 × wiederholen. Das Fieber sollte dabei um nicht mehr

TEEMISCHUNGEN

Teemischungen bei Fieber

Erkältungstee bei fiebriger Erkältung (schweiß-treibend, lösend, kräftigend)

2 TL einer Mischung aus Holunder-, Linden- und Weiß-dornblüten sowie Thymiankraut mit $^1/_4$ l kochendem Wasser übergießen, 5–10 Minuten ziehen lassen und absieben, 3–4 Tassen tägl.

Grippetee bei Fieber mit Gliederschmerzen (schweiß-treibend, fiebersenkend, entzündungslindernd)

Weidenrinde, Linden-, Holunder-, Kamillen- und Weiß-dornblüten: 2 TL der Mischung mit $^1/_4$ l kochendem Wasser übergießen, 5–10 Minuten ziehen lassen und absieben, 3–4 Tassen tägl.

Fiebertee für Kinder (schweißtreibend, fieber-senkend, entzündungslindernd)

Weidenrinde, Linden- und Holunderblüten: 1 TL der Mischung mit 150 ml kochendem Wasser übergießen, 10 Minuten bedeckt ziehen lassen und absieben. 3–4 × tägl., anschließend warm zudecken (Schwitzen ist erwünscht).

als 1 °C sinken, um den Kreislauf nicht zu belasten. Nicht bei Frösteln oder kalten Händen/Füßen.

▮ Pulswickel (bei Säuglingen, oder wenn Wadenwickel schlecht vertragen werden): Einen 1,5–5 cm breiten und 15–50 cm langen Tuchstreifen zur Hälfte in Wasser tauchen, Durchführung wie Wadenwickel.

Magen-Darm-Störungen

Mehr als die Hälfte der Kinder und Erwachsenen leidet zumindest einmal über einige Wochen bis Monate, fast ein Fünftel der Bevölkerung dauerhaft unter einer Magen- oder Darmreizung mit typischen Symptomen wie Druckgefühl im Oberbauch, Blähungen, Übelkeit, Appetitlosigkeit oder Heißhunger, weichen Stühlen, Völlegefühl – mitunter auch heftigen Schmerzen, häufig im Bereich von Magen (unterhalb des Brustbeins), des Nabels oder rechten Unterbauchs. Leistungs- und Zeitdruck, Individualisierung, instabile Beziehungen und Lebensbereiche lassen dem Verdauungssystem nicht genug Ruhephasen für seine lebenswichtige Arbeit. Damit einher gehen in vielen Fällen Allergien und Unverträglichkeiten gegen Nahrungsinhaltsstoffe und ein hoher Anteil von Fertigprodukten und kalorienreicher Nahrung auf dem täglichen Speiseplan. Kinder können allerdings verschiedenste Ursachen (z. B. Mandelentzündung, Zahnen, Angst) auf den Bauch projizieren.

Die wichtigsten Heilpflanzen lassen sich nach ihren Einsatzgebieten vier Gruppen zuordnen:

- **Verzögerte und unvollständige Verdauung, Appetitlosigkeit:** verdauungsfördernde und aktivierende Heilpflanzen (häufig mit Bitterstoffen), z. B. Tausendgüldenkraut, Gelber Enzian, Wermut, Löwenzahn, Zwiebel, Thymian, Salbei
- **Blähungen, Flatulenz** (häufige Winde): blähungswidrige Pflanzen, z. B. Kümmel, Fenchel und Anis

- **Krampfartige Magen-Darm-Beschwerden:** krampflösende Heilpflanzen wie Pfefferminze, Melisse, Kamille, Kümmel oder Schafgarbe
- **Schmerzhafte Magen- oder Darmreizungen und -entzündungen:** schleimhautschützende und reizlindernde Heilpflanzen wie Süßholz, Kamille, Schafgarbe, Johanniskraut, Eibisch, Huflattich oder Malve

Hinweis: Durchfall und Verstopfung werden aufgrund der deutlich abweichenden Therapie in einem eigenen Kapitel behandelt (siehe Seite 79 ff.).

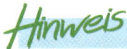

Ursachensuche bei Magen-Darm-Störungen

In den meisten Fällen werden die Beschwerden durch einen Reizdarm oder -magen verursacht und sprechen gut auf Heilpflanzentees an. Wenn jedoch über Wochen bis Monate unklare Magen-Darm-Probleme bestehen, sollte diagnostisch abgeklärt werden (wenn nötig: Stuhl- und Blutanalyse, evtl. Magen- oder Darmspiegelung), ob eine weitergehende Behandlung oder Ernährungsumstellung erforderlich ist, und folgende Ursachen geprüft werden:

- **Gastritis** (Magenschleimhautentzündung, häufig durch eine bakterielle Infektion mit Helicobacter pylori) und/oder **Magen-/Zwölffingerdarmgeschwür**
- **Chronische Darminfektion**, z. B. durch Madenwürmer oder Hefepilze wie Candida albicans
- **Fehlbesiedelung des Darms** mit Mangel »gesunder« Darmbakterien
- **Chronische Darmentzündung**, z. B. Morbus Crohn oder Colitis ulcerosa
- **Laktoseunverträglichkeit:** 90 % der Weltbevölkerung vertragen keine Milchprodukte bzw. die darin enthaltene Laktose (Milchzucker).
- **Histamin- oder Fruchtzuckerintoleranz**

- **Zöliakie/Sprue**: Unverträglichkeit des in Getreide (Weizen, Roggen, Dinkel, Gerste, Hafer) enthaltenen Klebereiweißes Gluten
- **Nahrungsmittelallergien,** häufig auf Nüsse, Soja, Hühnerei, Obst (z.B. Apfel, Erdbeeren), Milchprodukte, Weizen, Fisch, Gewürze. Auslasstest: Auf verdächtige Nahrungsmittel 4 Wochen verzichten, Beschwerden beim Wiedereinführen deuten auf eine Allergie oder Unverträglichkeit hin.
- **Störungen der Leber oder der Bauchspeicheldrüse**
- **Genussmittel, Medikamente**: Rauchen, Alkohol, Kaffee und viele Medikamente greifen die Magenschleimhaut an, ebenso wie scharfe Gewürze.
- **Antibiotikatherapie** (Darmbelastung)
- **Zu hohe Zufuhr von Kalorien, Rohkost oder Ballaststoffen**
- **Essverhalten**: hektische, negativ besetzte, falsch zubereitete oder unregelmäßige Mahlzeiten, essen vor dem Schlafengehen
- **Psychische Störungen** wie Depression, Angst, Burnout und Stresskrankheiten
- **Anomalien des Verdauungstrakts,** z.B. Speiseröhren-, Magen- oder Darmausstülpungen, Fisteln oder Neubildungen

Wichtige Heilpflanzen

Gelber Enzian (Gentiana lutea/pannonica/purpurea/punctata)

Der bis etwa 1 m hohe, geschützte Gelbe Enzian ist auf alpinen Bergwiesen nahezu allgegenwärtig. Als eine der wichtigsten Magen-Darm-Pflanzen aktiviert seine bittere Wurzel die Magen-Darm-Tätigkeit.

Verwendete Pflanzenteile: Wurzel

Wichtigste Inhaltsstoffe: Bitterstoffe, verschiedene Zucker, Xanthonderivate, Pektine, ätherisches Öl

Hauptwirkung: Enzianwurzel wirkt kräftigend, durchblutungsfördernd, antirheumatisch und leicht fiebersenkend, regt Appetit, Stoffwechsel, Kreislauf sowie die Magen- und Darmfunktion an, stimuliert die Verdauungssäfte und das Immunsystem.

Einsatzgebiete: Appetitlosigkeit, Magen-Darm-Trägheit, Völlegefühl, Blähungen, körperliche oder seelische Schwächezustände, Genesung von Krankheiten, chronische Krankheiten mit Verdauungsschwäche, Mangel an Verdauungssäften (Speichel, Magensaft, Bauchspeicheldrüsensekret, Gallenflüssigkeit)

TEEZUBEREITUNG

1 TL geschnittene Enzianwurzel mit $1/4$ l kaltem Wasser übergießen, erhitzen und 5 Minuten kochen, dann absieben, 2–3 × tägl. – bei Appetitlosigkeit vor, bei Verdauungsbeschwerden nach den Mahlzeiten.

Geschmack: stark bitter, leicht mandelartig-süßlich

Weitere Anwendungen: Tinktur (»Verdauungsschnaps«), Zubereitung siehe Seite 14, 2–3 × tägl. 20 Tr. zu den Mahlzeiten

Nebenwirkungen/Einschränkungen: Gelegentlich Kopfschmerzen. Nicht verwenden bei Reizung, Entzündung oder Geschwüren des Magens oder Zwölffingerdarms sowie Kindern unter 4 Jahren.

Hinweis: Gut geeignet als Einzeltee. Kinder von 4–10 Jahren $1/2$ Dosierung (Pflanzenmenge).

Geeignet zur Kombination mit: Tausendgüldenkraut, Pfefferminze, Kümmel, Fenchel, Schafgarbe, Wermut, Engelwurz, Pomeranzenschale, Ingwerwurzel

Fenchel (Foeniculum vulgare)

Die Früchte des 1–2 m hohen Doldengewächses haben sich als Blähungsmittel und Schleimlöser hervorragend bewährt. Botanisch wird als »Frucht« ein vom Fruchtknoten umschlossener Samen bezeichnet – optisch erscheinen Fenchelfrüchte als Samen.

Verwendete Pflanzenteile: Früchte

Wichtigste Inhaltsstoffe: ca. 5 % ätherisches Öl, fettes Öl, Hydroxyzimtsäurederivate, Flavonoide

Hauptwirkung: blähungswidrig, krampflösend, appetitanregend, magen-darm-stimulierend, auswurffördernd, schleimlösend, keimwidrig

Einsatzgebiete: Blähungen (auch bei Säuglingen), Völlegefühl, krampfartige Magen-Darm-Beschwerden, Schnupfen, Husten, Bronchitis, »Geschmacksverbesserung« in Teemischungen

TEEZUBEREITUNG

1 TL getrocknete Fenchelfrüchte (möglichst mit dem Mörser quetschen) mit 1 Tasse heißem Wasser übergießen, 10 Minuten bedeckt ziehen lassen. Mehrmals tägl. 1–2 Tassen.

Geschmack: süßlich-würzig, leicht scharf

Weitere Anwendungen: Tinktur (Zubereitung siehe Seite 14) 2–3 × tägl. 20 Tr. zu den Mahlzeiten

Nebenwirkungen/Einschränkungen: In Einzelfällen allergische Reaktionen. Tinktur, ätherisches Öl und Extrakte nicht bei Schwangerschaft einnehmen.

Hinweis: Fencheltee ist zur Zubereitung von Fläschchennahrung für Säuglinge geeignet. Kinder von 0–1 $1/3$, von 1–4 $1/2$ und von 4–10 Jahren $2/3$ der Pflanzenmenge.

Tipp: Ätherisches Fenchelöl (Apotheke) eignet sich als lindernder Zusatz (wenige Tropfen) zu Inhalationstees bei Erkältungskrankheiten.

Geeignet zur Kombination mit: »Erkältungspflanzen«, Kümmel, Anis, Schwarzkümmel, Melisse, Pfefferminze, Schafgarbe, Kamille, Kalmus-, Ingwer- und Enzianwurzel, Engelwurz, Pomeranzenschale

Kamille (Matricaria recutita)

Der traditionsreiche Korbblütler ist eine der wirksamsten entzündungshemmenden Pflanzen: bei Husten über Reizmagen bis hin zu Haut- und Unterleibsentzündungen.

Verwendete Pflanzenteile: Blüten

Wichtigste Inhaltsstoffe: ca. 1 % ätherische Öle, ca. 4 % Schleimstoffe, Cumarin, Flavonoide

Hauptwirkung: stark entzündungshemmend, krampflösend, leicht beruhigend, reizmildernd, haut- und schleimhautschützend (Atemwege, Magen, Darm, Unterleib, Haut), keimwidrig (stark antibakteriell), wundheilungsfördernd

Einsatzgebiete:
▪ Innere Anwendung als Tee: Magen- und Darmentzündung oder -reizung (»Reizdarm, Reizmagen«), Magen- und Zwölffingerdarmgeschwüre, (krampfartige) Magen-/Darmschmerzen, Atemwegsentzündungen

▎ Äußere Anwendung: Reizungen und Entzündungen von Mund- und Rachenraum, Haut, Genital- und Analbereich, Menstruationsbeschwerden, oberflächliche bis tiefe Wunden, Akne, Furunkel, Sonnenbrand, Verbrennungen

TEEZUBEREITUNG

2 TL getrocknete Kamillenblüten mit $^1/_4$ l heißem Wasser übergießen, abdecken und nach 3–7 Minuten absieben, 3 × tägl. 1 Tasse warm zwischen den Mahlzeiten.

Geschmack: mild herb-aromatisch

Weitere Anwendungen:
▎ Auflage/Wickel bei Ekzemen, Wunden, Akne, Hautentzündungen, Bauchschmerzen, Dreimonatskoliken bei Säuglingen (Durchführung siehe Seite 17)
▎ Voll-, Teil- und Sitzbäder (siehe Seite 19) bei Entzündungen und Reizungen von Haut, Genital- und Analbereich, Prostata und Blase, Gesichtsdampfbad bei Akne
▎ Inhalation (Durchführung siehe Seite 20) bei Husten, Schnupfen, Nebenhöhlenentzündung
▎ Mundspülung/Gurgeln (Tee mit doppelter Pflanzenmenge, 2 × tägl.): Entzündungen im Mund- und Rachenraum
▎ Waschung bei Akne, Wunden, Juckreiz, Haut- und Schleimhautentzündungen
▎ Salbe (Zubereitung siehe Seite 20) bei Hautirritationen

Nebenwirkungen/Einschränkungen: selten allergische Reaktionen (Kontaktallergie, Schnupfen, Asthma, Hautirritationen – v.a. bei anderen Kamillenarten)

Hinweis: Eine kurze Ziehdauer vermeidet Schleimhautreizungen. Bei Magen-Darm-Symptomen den Tee 2–3 Wochen über die akute Symptomatik hinaus trinken. Kinder von 0–1 Jahr $^1/_3$, von 1–4 Jahren $^1/_2$ der Erwachsenendosis.

Tipp: Kamillentinktur (selbst hergestellt, siehe Seite 14, oder aus der Apotheke) enthält die entzündungshemmenden ätherischen Öle in konzentrierter Form und eignet sich als schnelle Hilfe für alle Anwendungen: 20 Tr. auf 1 Glas warmes Wasser (bei Auflagen oder zur Mundspülung: 150 Tr. = 1–1,5 TL). Zur Desinfektion bei Hautunreinheiten unverdünnt auftragen bzw. auftupfen.

Geeignet zur Kombination mit: »Erkältungs- und Fieberpflanzen« (z.B. Thymian, Lindenblüten), Schwarzkümmel, Süßholz, Ringelblume, Johanniskraut

Kümmel (Carum carvi)

Seit der Antike gilt das wohltuende Doldengewächs mit seinen kleinen weißen Blüten als bestes pflanzliches Blähungsmittel überhaupt.

Verwendete Pflanzenteile: Früchte

Wichtigste Inhaltsstoffe: ca. 5 % ätherische Öle, Phenylcarbonsäuren, fettes Öl, Flavonoide, Cumarin

Hauptwirkung: blähungswidrig und -treibend, krampflösend, verdauungsfördernd, appetitanregend, gallenflussfördernd, keimhemmend, auswurffördernd

Einsatzgebiete: Blähungen (auch bei Säuglingen), Völlegefühl, krampfartige Magen-Darm-Beschwerden, Appetitlosigkeit, Völlegefühl

TEEZUBEREITUNG

1 TL getrocknete Kümmelfrüchte (möglichst mit dem Mörser frisch gequetscht) mit $^1/_4$ l heißem Wasser übergießen, 10 Minuten abgedeckt ziehen lassen. 2–4 × tägl. eine Tasse warm zwischen den Mahlzeiten.

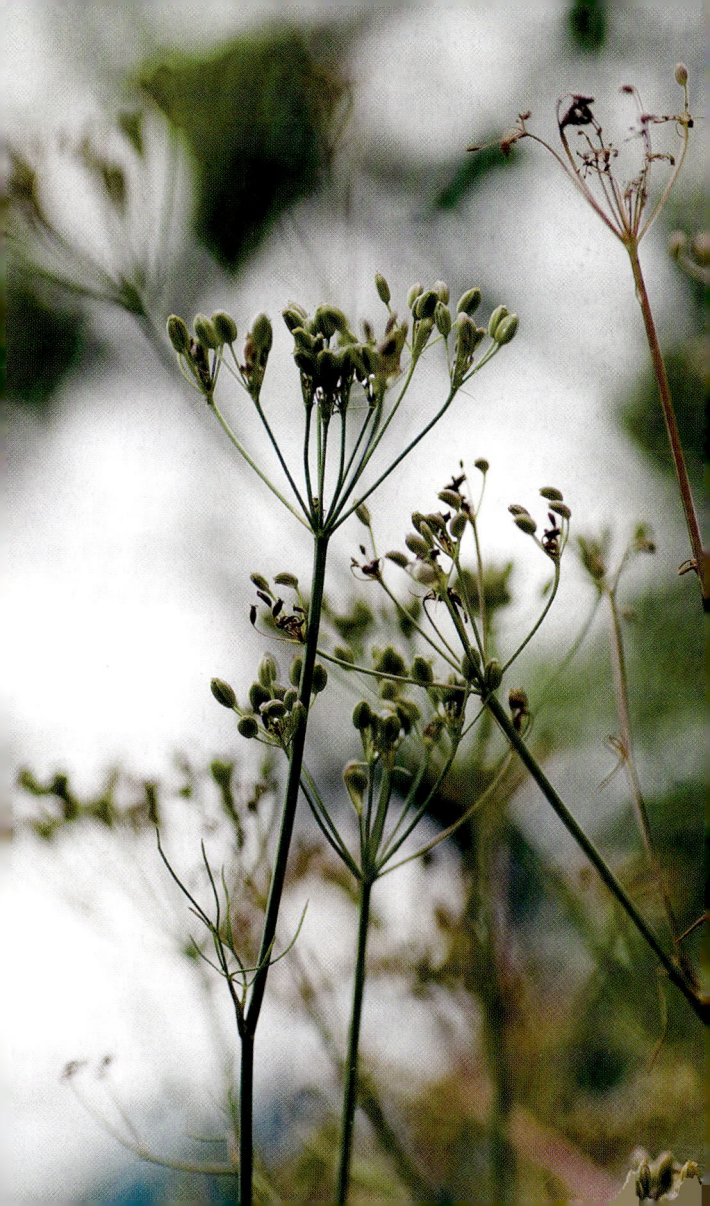

Geschmack: aromatisch-würzig, leicht streng/scharf

Weitere Anwendungen:

- Baucheinreibung mit ätherischem Kümmel (bei Säuglingen und Kleinkindern: 2%ig, Erwachsene: 10%ig)
- Bauchauflagen mit Kümmeltee (Auflagen siehe Seite 16) oder Kümmelöl (Verdünnung wie Baucheinreibung)
- Gewürz (möglichst gemahlen)

Nebenwirkungen/Einschränkungen: keine bekannt

Hinweis: Kinder von 0–1 $^1/_4$, von 1–4 $^1/_2$ und von 4–10 Jahren $^3/_4$ der Pflanzenmenge

Geeignet zur Kombination mit: Fenchel, Anis, Schwarzkümmel, Melisse, Pfefferminze, Schafgarbe, Kamille, Kalmus-, Ingwer- und Enzianwurzel, Engelwurz, Pomeranzenschale

Melisse (Melissa officinalis)

Melisse besitzt bei sehr guter Verträglichkeit ausgezeichnete mild-beruhigende Eigenschaften auf Haut, Schleimhäute und Seele – daher der Name »Herztrost« aus dem Mittelalter.

Verwendete Pflanzenteile: Blätter

Wichtigste Inhaltsstoffe: ätherische Öle (u.a. Limonen), Flavonoide, Lamiaceengerbstoffe

Hauptwirkung: beruhigend, stresslösend, entblähend, verdauungsfördernd, krampflösend, entzündungslindernd, keimwidrig

Einsatzgebiete: Blähungen, Völle-/Druckgefühl im Oberbauch, Bauch- und Kopfschmerzen, (Ein)Schlafstörungen, innere Unruhe, »nervöse Erschöpfung«, Lippenherpes (äußerlich)

TEEZUBEREITUNG

2 gehäufte TL getrocknete oder 3 TL frische Melissenblätter mit $^1/_4$ l heißem Wasser übergießen und 7 Minuten bedeckt ziehen lassen. 3–5 × tägl. 1 Tasse.

Geschmack: zitronig-aromatisch

Weitere Anwendungen:

▌ Tinktur (Zubereitung siehe Seite 14) und Frischpflanzen-
presssaft, u. a. zum Auftupfen bei Lippenherpes

▌ Bäder (Durchführung siehe Seite 19) zur Beruhigung und
bei Haut- und Schleimhautreizungen

▌ Beruhigendes Kräuter-Duftkissen, z. B. bei Schlafstörungen: Melissenblätter, Hopfenzapfen, Lavendel-, Kamil-
len- und Rosenblüten (jeweils getrocknet!) in ein Kissen
füllen und im Schlafbereich platzieren, fertig.

Nebenwirkungen/Einschränkungen: keine bekannt

Hinweis: Kinder von 0–1 $^1/_{10}$, von 1–4 $^1/_4$, von 4–10 Jahren $^1/_2$
der Pflanzenmenge (ab 10 Jahren normale Dosis)

Tipp: Ziehen Sie Melisse selbst im Topf oder Garten, Blätter
als Gewürz oder Teekraut direkt abpflücken. Zum Trocknen die Blätter (vor der Blüte!) vorsichtig von den Stängeln
streifen und an einem schattigen, trockenen Ort ca. 1 Woche ausbreiten. Gut verschlossen, kühl und trocken aufbewahren.

Geeignet zur Kombination mit: Erkältungs-, Magen-Darm-
und Beruhigungspflanzen, als Geschmacksverbesserer in
Mischungen (auch Haustees), häufig auch als Einzeltee.

Pfefferminze (Mentha piperita)

Die Echte Pfefferminze kommt in der Natur nicht vor, sondern bedingt die Kreuzung der Wasser- und Ährenminze. In Kulturen und Gärten zieht man den Lippenblütler mit seinen hervorragenden krampf- und schmerzstillenden Eigenschaften durch Ausläufer und Stecklinge.

Verwendete Pflanzenteile: Blätter

Wichtigste Inhaltsstoffe: ca. 3 % ätherisches Öl (v. a. Menthol), Lamiaceengerbstoffe, Flavonoide

Hauptwirkung: blähungswidrig, erfrischend, gallenflussfördernd, appetit- und verdauungsfördernd, krampflösend, schmerzlindernd, desinfizierend

Einsatzgebiete: Blähungen, krampfartige Magenbeschwerden, Gallenleiden, Völle- oder Druckgefühl (z.B. nach schwerem oder »schlechtem« Essen), Geschmacksträger von Teemischungen

TEEZUBEREITUNG

1 gehäuften TL getrocknete Pfefferminzblätter mit $^1/_4$ l heißem Wasser übergießen, 7 Minuten bedeckt ziehen lassen, 2–3 × tägl. 1 Tasse, max. über 6 Wochen.

Geschmack: frisch-aromatisch, mentholartig

Weitere Anwendungen:
▪ Tinktur (Tinktur-Zubereitung siehe Seite 14)
▪ Waschung (mit Waschlappen) mit Pfefferminztee bei Fieber, Ekzemen und Juckreiz (auch bereits bei Säuglingen)
▪ Inhalation des ätherischen Pfefferminzöls bei Nebenhöhlenentzündung und verschleimten Erkältungskrankheiten, sofern es vertragen wird (!): 2–5 Tr. auf einen Topf mit heißem Wasser (Inhalationen siehe Seite 20)

▪ Einreibung mit verdünntem ätherischen Pfefferminzöl (Apotheke, ca. 5 %ig) bei Muskelschmerzen, Verspannungen, stumpfen Verletzungen

Nebenwirkungen/Einschränkungen: Bei langer Anwendung evtl. Magenreizung. Bei Gallenleiden nur mit ärztlicher Rücksprache.

Hinweis: Kinder von 0–1 $^1/_{10}$, von 1–4 $^1/_3$ und von 4–10 Jahren $^2/_3$ der Pflanzenmenge. Säuglinge, Kleinkinder und empfindliche Menschen nicht mit Pfefferminzöl behandeln, da es zu heftigen Reaktionen der Atemwege oder Stressreaktionen kommen kann!

Tipp: Bei Muskelschmerzen, Arthrose und Krämpfen hilft eine Mischung aus 5 ml ätherischem Pfefferminzöl mit 95 ml Johanniskraut-Rotöl (Apotheke), die 2–3 × tägl. auf die betroffenen Stellen eingerieben wird.

Geeignet zur Kombination mit: Melisse, Schafgarbe, Kamille, Kalmus-, Ingwer- und Enzianwurzel, Fenchel, Kümmel Anis, Engelwurz, Pomeranzen- und Orangenschalen

Schafgarbe (Achillea millefolium)

Der bis zu 50 cm hohe Korbblütler prägt mit seinen weißen Blütendolden Wiesen in ganz Europa von Juni bis November. Als eine der wenigen kräftigenden Bitterpflanzen kann die Schafgarbe aufgrund ihrer milden, kamillenartigen Wirkung auch bei Magen-Darm-Entzündungen angewandt werden.

Verwendete Pflanzenteile: Kraut (inkl. Blüten)

Wichtigste Inhaltsstoffe: ätherische Öle, Flavonoide, Gerb- und Bitterstoffe, Kalium

Hauptwirkung: blähungs- und entzündungshemmend, krampflösend, appetitsteigernd, kräftigend, ausleitend, mild abführend, gallenflussfördernd, leberschützend, keimwidrig, wundheilungsfördernd, blutstillend

Einsatzgebiete: Blähungen, Magen-Darm-Reizung und -Entzündung (auch krampfartig), Appetitlosigkeit, Gallenleiden, Menstruationsbeschwerden, chronisch-entzündliche Lebererkrankungen, Ausleitungskuren, schlecht heilende Wunden, Blutungen

TEEZUBEREITUNG

2 gehäufte TL getrocknetes Schafgarbenkraut mit $1/4$ l heißem Wasser übergießen und 10 Minuten bedeckt ziehen lassen, dann absieben. 3 × tägl. 1 Tasse.

Geschmack: mild-aromatisch, leicht bitter

Weitere Anwendungen:
- Wickel/Auflagen bei Hautirritationen und -entzündungen sowie Wunden
- Voll- und Sitzbäder (Durchführung siehe Seite 19) bei Hautreizungen und gynäkologischen Beschwerden

Nebenwirkungen/Einschränkungen: Selten allergische Reaktionen, nicht verwenden bei Korbblütlerallergie.

Tipp: Bei prämenstruellem Syndrom (wiederkehrende Kopf- und Unterleibs-, Kreislauf- und Verdauungsbeschwerden vor der Menstruation) oder träger Verdauung mit Völlegefühl hilft ein warmer Wickel (20–30 Minuten) mit Schafgarbentee im Bereich der Leber (rechter Oberbauch); Durchführung siehe Seite 17.

Geeignet zur Kombination mit: Magen-Darm-Pflanzen (z.B. Enzian, Tausengüldenkraut, Fenchel, Kümmel, Kamille),

Wund- und Hautpflanzen (z.B. Kamille, Ringelblume) sowie Ausleitungspflanzen wie Brennnessel, Löwenzahn und Ackerschachtelhalm

Süßholz (Glycyrrhiza glabra)

Als Grundstoff für Lakritze hat fast jeder die süß schmeckende Wurzel des mediterranen Schmetterlingsblütlers schon einmal eingenommen. Eine Reihe jüngerer Studien hat der Süßholzwurzel eine ausgezeichnete Wirksamkeit bei Erkältung/Bronchitis und Magenbeschwerden bescheinigt.

Verwendete Pflanzenteile: Wurzel

Wichtigste Inhaltsstoffe: je ca. 10 % Saponine (v.a. Glycyrrhizin) und Polysaccharide, Flavonoide, Isoflavone, Cumarin, Phytosterole

Hauptwirkung: haut- und schleimhautschützend, entzündungshemmend, reizlindernd, schleim- und krampflösend, auswurffördernd, leberschützend, antiviral

Einsatzgebiete: Magen-/Darm-Entzündungen und -geschwüre, krampfartige Magenbeschwerden, Husten, Bronchitis, Asthma, begleitend bei Hepatitis B und C sowie Leberzirrhose

TEEZUBEREITUNG

1 TL geschnittene Wurzel mit $1/_4$ l kaltem Wasser zum Kochen bringen, 5 Minuten kochen lassen und abgießen. 3–5 × tägl. 1 Tasse.

Geschmack: intensiv süß-lakritzartig

Nebenwirkungen/Einschränkungen: Bei längerer zu hoch dosierter Anwendung Kaliumverlust (Hypokaliämie), Bluthochdruck, Ödeme. Nicht verwenden bei Schwangerschaft, Gallenstauungen, Leberzirrhose, schweren Nierenfunktionsstörungen, Hypokaliämie, Einnahme von Diuretika (»Entwässerungsmittel«). Alle Einschränkungen gelten auch für Lakritze (Nebenwirkungen ab 200 g pro Tag).

Hinweis: Kinder von 4–10 Jahren $^1/_4$, von 10–16 $^3/_4$ der Erwachsenendosis.

Geeignet zur Kombination mit: »Erkältungs- und Fieberpflanzen«, Kamille, Melisse, Schafgarbe

Tausendgüldenkraut (Centaurium erythraea)

Das unscheinbare, rosa blühende Enziangewächs zählt zu den bittersten Pflanzen überhaupt und wurde bereits von den alten Griechen als kräftigende und verdauungsfördernde Pflanze genutzt. Aufgrund der früheren intensiven Nutzung steht es heute unter Naturschutz.

Verwendete Pflanzenteile: Kraut

Wichtigste Inhaltsstoffe: Bitterstoffe, Phenylcarbonsäuren, Xanthonderivate, Flavonoide

Hauptwirkung: Tausengüldenkraut erhöht die Produktion von Speichel, Magensaft und allen weiteren Verdauungssekreten und wirkt appetitanregend, kräftigend sowie nervenstärkend.

Einsatzgebiete: Appetitlosigkeit, Magen-Darm-Trägheit, Völlegefühl, Blähungen, körperliche oder seelische Schwächezustände, Genesung, chronische Krankheiten mit Verdauungsschwäche, Mangel an Verdauungssäften

Geschmack: sehr bitter

Weitere Anwendungen: Tinktur (Zubereitung siehe Seite 14), 2–3 × tägl. 20 Tr. zu den Mahlzeiten

TEEZUBEREITUNG

1 TL geschnittenes Tausendgüldenkraut mit $1/_4$ l kaltem Wasser übergießen, 5 Stunden ziehen lassen (möglichst gelegentlich umrühren) und absieben. 2–3 × tägl. vor den Mahlzeiten.

Nebenwirkungen/Einschränkungen: keine bekannt

Hinweis: auch für Kinder geeignet

Tipp: Durch einen heißen Aufguss oder eine geringere Pflanzenmenge lassen sich die Bitterstoffe reduzieren.

Geeignet zur Kombination mit: Enzianwurzel, Pfefferminze, Kümmel, Fenchel, Schafgarbe, Wermut, Engelwurz, Pomeranzenschale, Ingwerwurzel

Weitere Maßnahmen

▪ Überprüfen und Ausschalten von **Ursachen** (s. Ursachensuche bei Magen-Darm-Störungen, S. 58)
▪ **Warme Bauchauflagen** (bei Bauchschmerzen und Blähungen) mit Kamillentee oder trockener Wärme (z.B. Wärmflasche), Durchführung siehe Seite 17
▪ **Ernährung:** Mahlzeiten sollten überwiegend schonend gegart, gemüsereich, regelmäßig, abwechslungsreich und stressfrei sein. Zwei Stunden vor dem Schlafengehen sollte nichts mehr gegessen werden.
▪ **Allgemeine Maßnahmen** wie ausreichende Bewegung, Kälte- und Wärmereize (Wechselduschen, Sauna), frische Luft, Entspannung, Stressmanagement
▪ Bei Fehlbesiedelung (Stuhlprobe!) des Darms: **Darmaufbau** u.a. mit Bakterienpräparaten (z.B. Pro-Symbioflor, Symbioflor I/II, Mutaflor, Omniflora)

Übersicht Magen-Darm-Pflanzen

(siehe auch Übersicht: Heilpflanzen bei Durchfall und
Verstopfung, Seite 86)

Pflanze	Verwendeter Pflanzenteil
Anis (Pimpinella anisum)	Früchte
Benediktenkraut (Cnicus benedictus)	Kraut
Eibisch (Althaea officinalis, siehe Seite 24)	Wurzel
Engelwurz (Angelica archangelica)	Wurzel
Enzian, Gelber (Gentiana spec., siehe Seite 59)	Wurzel
Fenchel (Foeniculum vulgare, siehe Seite 61)	Früchte
Gänsefingerkraut (Potentilla anserina)	Kraut
Ingwer (Zingiber officinalis)	Wurzel
Isländisch Moos (Cetraria islandica, siehe Seite 27)	Kraut
Kalmus (Acorus calamus)	Wurzel
Kamille (Matricaria recutita, siehe Seite 62)	Blüten
Kümmel (Carum carvi, siehe Seite 64)	Früchte
Lavendel (Lavandula angustifolia)	Blüten
Löwenzahn (Taraxacum officinale)	Wurzel oder Kraut
Melisse (Melissa officinalis, siehe Seite 66)	Blätter
Pfefferminze (Mentha piperita, siehe Seite 68)	Blätter

Hauptwirkung

auswurffördernd, antibakteriell, blähungswidrig

appetit- und verdauungsfördernd (Bittermittel), blähungshemmend

reizmildernd, schleimhautschützend, entzündungswidrig

krampflösend, blähungswidrig, appetit-, gallenfluss-, verdauungs- und menstruationsfördernd, antimikrobiell

verdauungs- appetit-, stoffwechsel- und durchblutungsfördernd, kräftigend, schleimlösend

blähungswidrig, krampflösend, auswurffördernd, keimwidrig

durchfall- und entzündungshemmend, krampflösend

schweißtreibend, abwehrsteigernd, brechreizlindernd, appetit- und verdauungsfördernd

schleimhautschützend, entzündungshemmend, appetitanregend, kräftigend

kräftigend, appetitsteigernd, darmstimulierend

entzündungshemmend, krampflösend, reizmildernd, haut- und schleimhautschützend, keimwidrig

entblähend, krampflösend, verdauungs- und appetitfördernd

beruhigend, reizlindernd, blähungswidrig, gallenflussfördernd

verdauungs- und appetitfördernd, kräftigend, mild abführend (Wurzel), wassertreibend, stoffwechselanregend (Blätter)

beruhigend, entblähend, verdauungsfördernd, krampflösend, entzündungslindernd

blähungswidrig, erfrischend, appetit- und verdauungsfördernd, krampflösend

Pflanze	Verwendeter Pflanzenteil
Salbei (Salvia officinalis)	Blätter
Schafgarbe (Achillea millefolium, siehe Seite 69)	Kraut
Süßholz (Glycyrrhiza glabra, siehe Seite 71)	Wurzel
Tausendgüldenkraut (Centaurium erythraea, siehe Seite 72)	Kraut
Thymian (Thymus vulgaris, siehe Seite 31)	Kraut
Wermut (Artemisia absinthium)	Kraut
Zwiebel (Allium cepa, siehe Seite 33)	Zwiebel

Hauptwirkung

desinfizierend, entzündungshemmend, schleimlösend,
verdauungsfördernd

blähungs- und entzündungshemmend, krampflösend,
appetitsteigernd, wundheilungsfördernd

haut- und schleimhautschützend, entzündungshemmend,
schleim- und krampflösend, antiviral

verdauungs- und appetitsteigernd, kräftigend

krampf- und schleimlösend, bronchienerweiternd, desinfizierend,
entzündungshemmend, verdauungsfördernd

appetit- und verdauungsfördernd (stark bitter), blähungs- und
keimwidrig, entzündungshemmend, krampflösend, kräftigend

blutdruck- und fettsenkend, entzündungshemmend, keimwidrig,
entgiftend, appetitanregend, verdauungsfördernd

TEEMISCHUNGEN

Teemischungen bei Magen-Darm-Störungen
(Durchfall und Verstopfung: siehe Seite 79 ff.)

Gastritistee bei Magenreizung und -entzündung
Kamillen- und Ringelblumenblüten, Melissenblätter,
Schafgarbenkraut und Süßholzwurzel mischen und 2 TL
der getrockneten Pflanzenteile mit $1/4$ l heißem Wasser
übergießen, 7 Minuten zugedeckt ziehen lassen, absieben und vor jeder Mahlzeit 1 Tasse auf nüchternen Magen
trinken. Auch als Begleittherapie bei Magengeschwü-
ren.

Blähungstee
Kümmel-, Fenchel- und Anisfrüchte, Kamillenblüten: 2 gehäufte TL (möglichst zuvor im Mörser zerquetschen) der
Mischung mit $1/4$ l heißem Wasser übergießen, 10 Minuten ziehen lassen und absieben. 3–4 × tägl. 1 Tasse nach

den Mahlzeiten. Auch für Kinder sehr gut geeignet (Kinderdosierungen siehe Seite 11).

Tee bei Bauchschmerzen und -krämpfen

Kamillen- und Ringelblumenblüten, Kümmel- und Fenchelfrüchte (möglichst frisch mörsern): 2 gehäufte TL der Mischung mit $^1/_4$ l heißem Wasser übergießen und nach 10 Minuten absieben, 3–5 Tassen tägl. Auch für Kinder sehr gut geeignet.

Appetit- und verdauungsfördernder Bittertee (kräftigend)

Tausendgüldenkraut, Enzianwurzel, Schafgarbenkraut und Pfefferminzblätter: 2 gehäufte TL der Mischung mit $^1/_4$ l heißem Wasser übergießen und 7 Minuten zugedeckt ziehen lassen. 3–4 × tägl. 1 Tasse vor dem Essen. Auch bei Kindern und Älteren mit Appetitlosigkeit. Nicht bei Magen-Darm-Reizung oder -Entzündung.

Tee gegen Übelkeit und Brechreiz

Kamillenblüten, Melissenblätter, geriebene Ingwerwurzel (getrocknet oder besser frisch), Pfefferminzblätter: 2 TL der Mischung mit $^1/_4$ l heißem Wasser übergießen und nach 7 Minuten absieben. 3–4 × tägl. 1 Tasse. Evtl. mit Zitronensaft und wenig Honig verfeinern. Auch gegen Reiseübelkeit.

Tee bei nervösen Magen-Darm-Beschwerden

Kümmelfrüchte, Schafgarbenkraut, Hopfenzapfen, Johanniskraut: 2 TL der gemischten getrockneten Pflanzenteile mit $^1/_4$ l heißem Wasser übergießen und nach 7 Minuten absieben. 3–4 × tägl. 1 Tasse.

Durchfall und Verstopfung

Von **Durchfall** (Diarrhö) spricht man, wenn es durch vermehrte Wasserabsonderung der Darmwand mehr als 3 × tägl. zu ungeformtem Stuhl kommt, häufig mit starkem Stuhldrang, Übelkeit und Magen-Darm-Beschwerden. Chronischer Durchfall über mehr als eine Woche (Stuhluntersuchung und Abklärung durch einen Arzt!) kann auf sehr verschiedenen Ursachen (s. Ursachensuche bei Magen-Darm-Störungen, Seite 58) beruhen.

Infektionen führen mit Ausnahme von Parasiten (z.B. Faden- oder Bandwürmer) und Pilzen meist zu akuten Durchfällen von 1–5 Tagen. Häufigste Ursachen sind hierbei Viren (z.B. Rotaviren) oder Bakterien wie Kolibakterien oder Salmonellen (»Lebensmittelvergiftung«). Meist reicht die Selbstbehandlung zur raschen Linderung und Überwindung des Durchfalls aus. In folgenden Fällen sollten Sie jedoch umgehend einen Arzt aufsuchen:

▌ Blut oder Eiter im Stuhl
▌ Durchfall über mehr als 3 Tage (bei Säuglingen, Kleinkindern und Älteren: mehr als 1 Tag)
▌ sehr dunkler oder grauer Stuhl
▌ Fieber
▌ unmittelbar vorangegangener Aufenthalt in Cholera- oder Typhusgebieten
▌ Austrocknungszeichen (z.B. trockener Mund, stehende Hautfalten, bei Säuglingen und Kleinkindern: eingefallene Fontanelle)

In allen Fällen gilt es, eine Austrocknung zu verhindern, da der Körper große Mengen Wasser und Elektrolyte verliert, die reichlich wieder aufgenommen werden müssen.

Bei der **Verstopfung** reagiert der Darm umgekehrt: Begünstigt durch Bewegungsmangel, ballaststoffarme Kost und geringe Trinkmenge arbeitet der Dickdarm zu langsam, mit Symptomen wie (krampfartigen) Bauchschmerzen, starkem Stuhlpressen, weniger als 3 × Stuhlgang pro Woche und Befindlichkeitsstörungen. Wenn die Krankheit trotz ausreichender Bewegung, Ernährungsumstellung (hoher Gemüseanteil) und reichlichem Trinken fortbesteht (> 3 Tage), sollte sie in jedem Fall ärztlich abgeklärt werden (s. a. Ursachensuche bei Magen-Darm-Erkrankungen, S. 58).

Wichtige Heilpflanzen

Blutwurz (Potentilla tormentilla)

Seinen Namen trägt das bis zu 40 cm große, gelbblühende Rosengewächs aufgrund der kräftigen Wurzel, die sich beim Anschneiden und Zubereiten rot färbt. Mit ihren Gerbstoffen zieht die Blutwurz buchstäblich »alles zusammen« (auch die Darmschleimhaut) und ist daher die wichtigste Pflanze zur Behandlung von Durchfällen sowie Mund- und Rachenentzündungen.

Verwendete Pflanzenteile: Wurzel

Wichtigste Inhaltsstoffe: ca. 20 % Gerbstoffe, Flavonoide, Tormentosid, Phenolcarbon- und Triterpensäuren

Hauptwirkung: stark zusammenziehend (adstringierend), blutstillend, keimwidrig, krampflösend, schmerzlindernd

Einsatzgebiete: akuter oder mittelfristiger Durchfall, Brechdurchfall, Colitis ulcerosa, Morbus Crohn, Mund-

und Rachenentzündungen, Hämorrhoiden, blutende oder schlecht heilende Wunden

TEEZUBEREITUNG

1 gehäuften TL getrocknete Wurzel mit $\frac{1}{4}$ l kaltem Wasser aufkochen, 5 Minuten nachziehen lassen und absieben. 3 × tägl. 1 Tasse.

Geschmack: stark zusammenziehend

Weitere Anwendungen:

▪ Tinktur zum äußeren Auftragen, Mundspülen (1 : 5 verdünnt) oder Mittel gegen Reisedurchfall (Zubereitung siehe Seite 14)
▪ Wickel/Auflagen bei nässenden Ekzemen, schlecht heilenden Wunden, übermäßiger Schweißbildung (Durchführung siehe Seite 17)
▪ Mundspülung mit Tee oder 1 : 5 verdünnter Tinktur bei Aphthen, Mund- und Zahnfleischentzündungen
▪ Voll- und Sitzbäder (Durchführung siehe Seite 19) bei Hämorrhoiden

Nebenwirkungen/Einschränkungen: Bei Überdosierung evtl. Magenreizung und Erbrechen. Nicht anwenden bei Kindern unter 1 Jahr, Schwangerschaft und Stillzeit. Nicht länger als eine Woche.

Hinweis: Kinder von 1–4 Jahren $\frac{1}{3}$, von 4–10 $\frac{1}{2}$ der Erwachsenendosis.

Tipp: Blutwurztinktur lässt sich einfach zubereiten: 4 Wochen in hochprozentigem Schnaps ziehen lassen.

Geeignet zur Kombination mit: Kamille, Heidelbeerfrüchten, Eichenrinde, Brombeerblättern, Pfefferminze, Thymian, Engelwurz

Faulbaum (Rhamnus frangula)

Fast jeder hat schon einmal seine giftigen schwarzen Beeren in Hecken oder an Wegrändern gesehen, doch heilkundlich interessant ist die Rinde des Kreuzdorngewächses, welche als mildes Abführmittel gute Dienste leistet.

Verwendete Pflanzenteile: Rinde

Wichtigste Inhaltsstoffe: Anthranoide

Hauptwirkung: abführend

Einsatzgebiete: Verstopfung, Erleichterung des Stuhlgangs (z.B. bei Analfissuren = Einrisssen im Bereich des Schließmuskels)

TEEZUBEREITUNG

1 gehäuften TL geschnittene Rinde mit $1/4$ l kaltem Wasser zum Kochen bringen und nach 10 Minuten abgießen. 1 Tasse abends vor dem Schlafengehen.

Geschmack: süßlich-bitter, zusammenziehend

Nebenwirkungen/Einschränkungen: Magen-Darm-Krämpfe bzw. -Koliken, bei Langzeitanwendung: Elektrolytverluste. Nicht bei Kindern unter 12 Jahren, nicht länger als 1–2 Wochen (Darmreizung).

Hinweis: Faulbaumrinde verursacht geringere Gewöhnungsprobleme und weniger Darmkrämpfe als andere Abführmittel.

Tipp: Schnelle Alternative zum losen Tee: Faulbaumrinde M Filterbeutel (Bombastus)

Geeignet zur Kombination mit: Sennesblättern und -früchten, Kümmel, Fenchel, Anis, Pfefferminze, Tausendgüldenkraut, Süßholz, Kamille, Malve

Heidelbeere (Vaccinium myrtillus)

Die frischen Beeren des kleinen Halbstrauchs sind fast jedem bekannt, doch nicht alle kennen die hervorragende Heilwirkung der rosinenartigen getrockneten Früchte, die aufgrund ihrer zusammenziehenden Gerbstoffe und quellenden Pektine zu den besten Durchfallmitteln zählen.

Verwendete Pflanzenteile: Früchte

Wichtigste Inhaltsstoffe: 5–10 % Gerbstoffe, Pektine, Anthozyane, Flavonoide, Fruchtsäuren, Vitamine

Hauptwirkung: stopfend, zusammenziehend (adstringierend), entzündungshemmend, keimwidrig, brechreizlindernd

Einsatzgebiete: (Brech-)Durchfall, leichte Entzündungen der Mund- und Rachenschleimhaut

TEEZUBEREITUNG

2 EL getrocknete Heidelbeeren mit $^1/_4$ l kaltem Wasser zum Kochen bringen, nach 10 Minuten abgießen, mehrmals tägl. 1 Tasse.

Geschmack: fruchtig, säuerlich-herb

Nebenwirkungen/Einschränkungen: keine bekannt

Hinweis: Da die festen Bestandteile bei Durchfall den Darm reizen, wirken die frischen Früchte eher abführend. Kinder von 0–1 Jahr $^1/_5$, von 1–4 $^1/_3$, von 4–10 $^1/_2$ der Erwachsenendosis.

Tipp: Wer selbst frische Heidelbeeren trocknen möchte, sollte dies bei künstlicher Wärme von 40–50 °C tun, z.B. über mehrere Tage luftig ausgebreitet auf der Heizung oder einem Ofen, danach 3 Wochen zur Resttrocknung in

Stoffsäckchen aufhängen und dann luftdicht verschließen. Getrocknete Heidelbeeren müssen immer angenehm fruchtig-würzig riechen. Auch Heidelbeersaft hat sich gegen Durchfall gut bewährt.

Geeignet zur Kombination mit: Blutwurz, Kamille, Eichenrinde, Pfefferminze, Thymian, Engelwurz

Senna (Cassia angustifolia/senna)
Der gelbblühende Schmetterlingsblütler ist aufgrund der reichlich enthaltenen Anthranoide eines der gebräuchlichsten Abführmittel. Ca. 6 Stunden nach Einnahme wird der Stuhl breiig.

Verwendete Pflanzenteile: Blätter oder Früchte (Letztere wirken etwas milder.)

Wichtigste Inhaltsstoffe: Anthranoide

Hauptwirkung: abführend, darmstimulierend

Einsatzgebiete: Verstopfung, Erleichterung des Stuhlgangs (z.B. bei Analfissuren), Darmreinigung vor Untersuchungen oder Operationen

TEEZUBEREITUNG

2 gehäufte TL getrocknete Sennesblätter/-früchte in $1/4$ l kaltem Wasser 8 Stunden ziehen lassen, absieben und abends trinken. Früchte auch als heißer Aufguss.

Geschmack: süßlich-bitter

Nebenwirkungen/Einschränkungen: Magen-Darm-Krämpfe bzw. -Koliken, bei Langzeitanwendung: Elektrolytverluste, Eiweiß und Blut im Urin; bei Überdosierung: Bauchschmerzen, flüssiger Stuhl, Erbrechen. Nicht bei Schwangschaft,

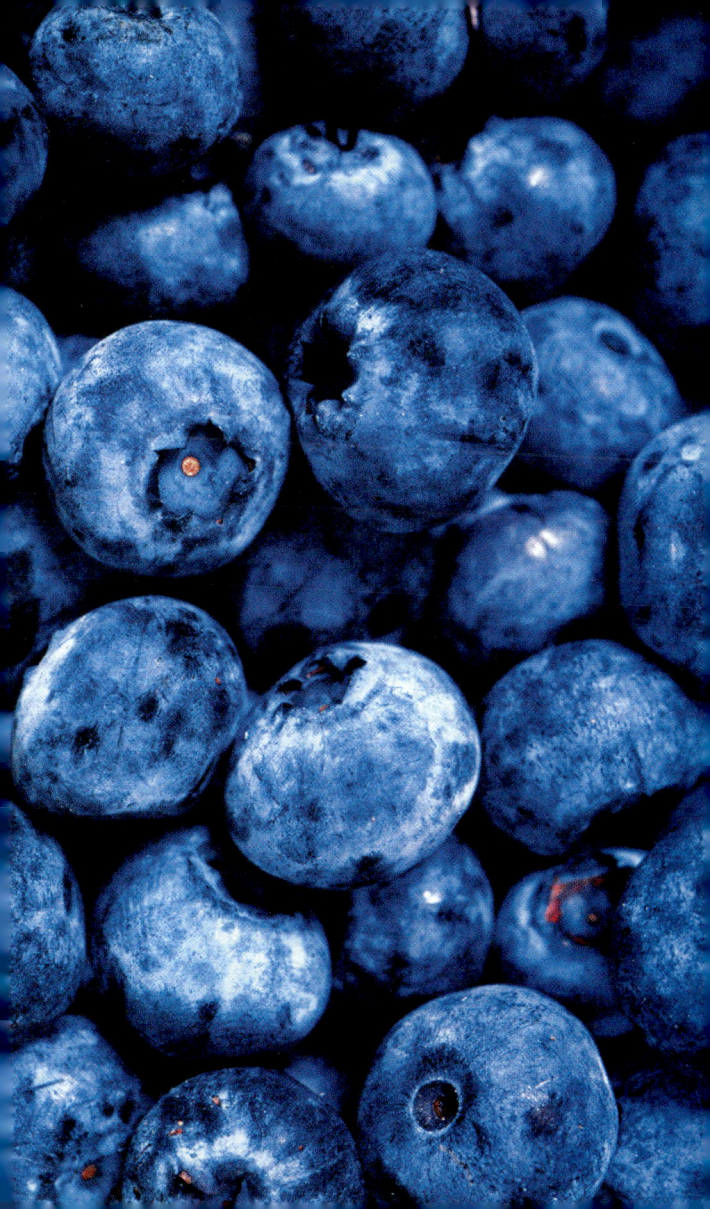

Übersicht: Heilpflanzen bei Durchfall und Verstopfung

(siehe auch Übersicht Magen-Darm-Pflanzen, Seite 74)

Pflanze	Verwendeter Pflanzenteil
Aloe (Aloe ferox/vera)	Extrakt (Fertigpräparat)
Blutwurz (Potentilla tormentilla, siehe Seite 80)	Wurzel
Brombeere (Rubus fruticosus)	Blätter
Eiche (Quercus robur)	Rinde
Faulbaum (Rhamnus frangula, siehe Seite 82)	Rinde
Fenchel (Foeniculum vulgare, siehe Seite 61)	Früchte
Flohsamen (Psyllium arenarium/afrum)	Samen
Heidelbeere (Vaccinium myrtillus, siehe Seite 83)	Früchte
Kamille (Matricaria recutita, siehe Seite 62)	Blüten
Kümmel (Carum carvi, siehe Seite 64)	Früchte
Lein (Linum usitatissimum)	Samen
Löwenzahn (Taraxacum officinale)	Wurzel und Kraut
Pfefferminze (Mentha piperita, siehe Seite 68)	Blätter
Schafgarbe (Achillea millefolium, siehe Seite 69)	Kraut
Senna (Cassia angustifolia/senna, siehe Seite 84)	Blätter und Früchte
Tausendgüldenkraut (Centaurium erythraea, siehe Seite 72)	Kraut
Teestrauch (»Schwarztee«, Camellia sinensis)	Blätter

auptwirkung

ark abführend, darmstimulierend

ark zusammenziehend, blutstillend, keimwidrig, krampflösend,
hmerzlindernd

cht zusammenziehend, schleimhautschützend, leicht
tientzündlich

sammenziehend, entzündungshemmend, stopfend

führend

ihungswidrig, krampflösend, auswurffördernd, keimwidrig

uhlregulierend bei Durchfall *und* Verstopfung, reizlindernd,
tzündungshemmend, fettsenkend

opfend, zusammenziehend, entzündungshemmend, keimwidrig,
echreizlindernd

tzündungshemmend, krampflösend, reizmildernd, haut- und
hleimhautschützend, keimwidrig

tblähend, krampflösend, verdauungs- und appetitfördernd

uhlregulierend bei Durchfall *und* Verstopfung, darmstimulierend,
hleimhautschützend, giftbindend

rdauungs- und appetitfördernd, mild abführend (Wurzel);
ssertreibend, stoffwechselanregend/ausleitend (Blätter)

ihungswidrig, erfrischend, appetit- und verdauungsfördernd,
ampflösend, brechreizlindernd

ihungs- und entzündungshemmend, krampflösend,
petitsteigernd, wundheilungsfördernd

führend, darmstimulierend

rdauungs- und appetitsteigernd, kräftigend

rchfallhemmend, zusammenziehend, keim- und entzündungs-
drig (Ziehdauer 10 Minuten), anregend (< 5 Minuten)

TEEMISCHUNGEN

Teemischungen bei Durchfall und Verstopfung

Standard-Durchfalltee

Blutwurz, getrocknete Heidelbeeren (möglichst zerstoßen), Pfefferminzblätter und Kamillenblüten: 2 gehäufte TL der Mischung mit $^1/_4$ l kaltem Wasser übergießen, zum Kochen bringen und 10 Minuten nachziehen lassen. 2–3 × tägl. 1 Tasse. Um den stopfenden Effekt zu verstärken, kann die Menge an Heidelbeeren erhöht werden.

Durchfalltee für Kinder

1 TL einer Mischung aus Kamillenblüten und Brombeerblättern zusammen mit 3 TL getrockneten Heidelbeeren mit $^1/_4$ l kochendem Wasser übergießen und nach 10 Minuten absieben, 3 × tägl. 1 Tasse.

Tee bei chronischem Durchfall

Blutwurz, Fenchelfrüchte, Kamillenblüten, Pfefferminz- und Melissenblätter: 2 gehäufte TL der Mischung mit $^1/_4$ l kochendem Wasser übergießen, 10 Minuten ziehen lassen, dann absieben. 2–3 × tägl. 1 Tasse.

Stark abführender Tee

Sennesblätter, Kümmel- und Fenchelfrüchte zu gleichen Teilen mischen, 2 gehäufte TL mit $^1/_4$ l heißem Wasser übergießen, nach 15 Minuten absieben, 2 × tägl. 1 Tasse. Nicht länger als 10 Tage; nicht bei Kindern unter 12 Jahren.

Milder Abführtee

Faulbaumrinde, Kamillenblüten und Fenchelfrüchte: 2 gehäufte TL der Mischung mit $^1/_4$ l kochendem Wasser übergießen, nach 10 Minuten absieben, tägl. 1 Tasse abends vor dem Schlafengehen. Nicht länger als 14 Tage. Auch für Kinder geeignet.

Magen-Darm-Entzündungen, Kindern unter 12 Jahren. Nicht länger als 1–2 Wochen.

Tipp: Eine schnelle Alternative sind Senna-Präparate wie Bekunis-Instant-Tee, Depuran N Kps. oder Liquidepur N Lösung.

Geeignet zur Kombination mit: Faulbaumrinde, Kümmel, Fenchel, Anis, Pfefferminze, Tausendgüldenkraut, Süßholz, Kamille, Malve

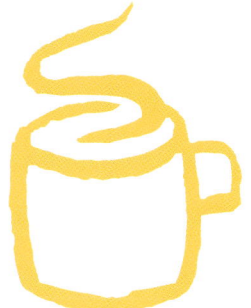

Weitere Maßnahmen

... bei Durchfall:

- fein geriebener Apfel (stopfend), bis zu 1,5 kg tägl.
- Schonkost (je nach Appetit)
- mehrmals tägl. pürierte Bananen
- Elektrolytgetränk bei starkem Flüssigkeitsverlust: In 1 l abgekochtes Wasser $3/4$ TL Kochsalz, 1 TL Backpulver (Natriumbikarbonat), 2 pürierte Bananen oder 1 Tasse Orangensaft sowie 4 EL Zucker einrühren. Tägl. bis zu 2 l.

... bei Verstopfung

- Leinsamen: 1 EL 2–3 × tägl. mit je 150 ml Wasser zwischen den Mahlzeiten
- Flohsamen: 2–3 × tägl. 1 TL mit je 150 ml Wasser (!) zwischen den Mahlzeiten
- Weizenkleie: 2 EL tägl., z.B. in Müsli oder Joghurt eingerührt
- ausreichende Bewegung, möglichst 3 × pro Woche Sport über 1 Stunde
- ballaststoffreiche Kost mit reichlich Gemüse und Vollkornprodukten
- Reichlich trinken: > 1,5 l Tee oder Saftschorle (1 : 3) tägl.

Psychische/vegetative Beschwerden

Wenn durch psychische bzw. vegetative Störungen Leben und Beziehungen überschattet werden, sollten sie in jedem Fall und ohne Scheu umgehend ärztlich und psychotherapeutisch abgeklärt werden. Ein langfristiger Erfolg jeder Behandlung setzt allerdings immer ein Gleichgewicht von Stress- und Kraftquellen durch »Beziehungs- und Lebenskunst« voraus, nicht zuletzt »zu tun, was man will oder zu wollen, was man tut.« Gleichwohl lassen sich eine ganze Reihe der Beschwerden, von Schlaflosigkeit über Nervosität bis hin zu mittelschweren Depressionen, ausgezeichnet mit Heilpflanzen behandeln, sei es als begleitende oder alleinige Therapie.

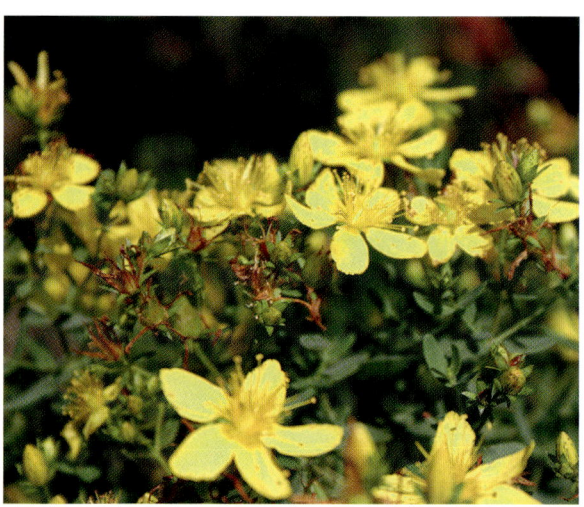

Wichtige Heilpflanzen

Baldrian (Valeriana officinalis)

Seine heilkräftige Wurzel macht den in Europa heimischen, rötlich-weiß blühenden Baldrian zur wirksamsten Pflanze bei Schlafstörungen und Nervosität. Im Gegensatz zu chemischen Schlafmitteln macht Baldrian nicht »schläfrig«, sondern verbessert sogar Tagesbefindlichkeit und Aufmerksamkeit.

Verwendete Pflanzenteile: Wurzel

Wichtigste Inhaltsstoffe: ätherische Öle, Valerensäuren, Valepotriate, geringe Mengen Alkaloide

Hauptwirkung: stark schlaffördernd, beruhigend, entkrampfend, psychisch ausgleichend, antriebssteigernd, stressausgleichend

Einsatzgebiete: nervöse Erregungs-, Unruhe-, Angst- und Erschöpfungszustände, Ein- und Durchschlafstörungen, nervöse Herz- und Magenbeschwerden, Reizblase, Bettnässen

TEEZUBEREITUNG

2 gehäufte TL getrocknete Wurzel mit $1/4$ l kochendem Wasser übergießen und 15 Minuten ziehen lassen. 2–3 × tägl. 1 Tasse, bei Schlafstörungen 2 Tassen vor dem Schlafengehen.

Geschmack: süß-aromatisch, leicht bitter

Weitere Anwendungen: Vollbäder zur Beruhigung (Durchführung siehe Seite 19)

Nebenwirkungen/Einschränkungen: keine bekannt

Tipp: Getrocknete Baldrianwurzel riecht trotz des angenehmen Geschmacks penetrant düngerartig (»Stinkwurz«). Bei zu starkem Widerwillen kann man auf Baldrianpräparate wie Baldorm Tbl. oder Sedonium umsteigen.

Geeignet zur Kombination mit: Hopfen, Johanniskraut, Melisse, Passionsblume, Kamille, Ringelblume, Lavendel, Hafer, Weißdorn, Fenchel, Schlüsselblume, Schafgarbe, Orangen- und Rosenblüten; konzentrationsfördernd: Basilikum, Rosmarin, Grüner Tee

Johanniskraut (Hypericum perforatum)

Viele sind dem Johanniskraut mit seinen goldgelben Blüten schon einmal an Wegrändern, Gebüschen oder Lichtungen begegnet. Sein aufhellend wirkendes Hypericin macht es zur wirksamsten Pflanze bei Depressionen. Weitere Wirkstoffe führen zu einer desinfizierenden, reizlindernden und wundheilenden Wirkung.

Verwendete Pflanzenteile: Kraut

Wichtigste Inhaltsstoffe: Hypericin, Hyperforin, Flavonoide, Gerbstoffe, Proanthocyanidine, ätherische Öle

Hauptwirkung: stimmungsaufhellend, angstlösend, beruhigend, leistungsfördernd, desinfizierend, entzündungshemmend, wundheilungsfördernd

Einsatzgebiete: leichte bis mittelschwere Depressionen, Angstzustände, nervöse Unruhe und Erschöpfung, Schlafstörungen, Wetterfühligkeit, Wechseljahrsbeschwerden, Migräne, Bettnässen, Reizblase, Schmerzen; äußerlich: offene und stumpfe Verletzungen, Hautirritationen (z.B. Ekzeme, Verbrennungen, Sonnenbrand, wunde Stellen), rheumatische Beschwerden, Hautpflege

TEEZUBEREITUNG

2 gehäufte TL getrocknetes Kraut mit 250 ml kochendem Wasser übergießen und 5–10 Minuten ziehen lassen. 2–3 × tägl. 1–2 Tassen.

Geschmack: herb-bitter

Weitere Anwendungen:
- Voll- und Teilbäder (Durchführung Bäder siehe Seite 19)
- Tinktur (Zubereitung siehe Seite 14)
- Salbe (Zubereitung siehe Seite 20)
- Öl (Zubereitung siehe Seite 21)

Nebenwirkungen/Einschränkungen: eventuell leichte vorübergehende Lichtempfindlichkeit (intensive Sonneneinstrahlung meiden); selten: Magen-Darm-Beschwerden, allergische Reaktionen, Unruhe. Bei hochdosierten Johanniskrautpräparaten: Kombination mit psychisch wirksamen Medikamenten nur mit ärztlicher Rücksprache.

Hinweis: Kinder von 1–4 $1/4$, von 4–10 Jahren $1/2$ der Pflanzenmenge. Zur Behandlung längerfristiger Depressionen sollte Johanniskraut über 3–6 Monate eingenommen werden, voller Wirkungseintritt nach ca. 8 Tagen. Für diese intensive Behandlung eignen sich auch hochdosierte Johanniskrautpräparate (z.B. Jarsin 450, Laif 600/900 oder Neuroplant 600).

Tipp: Selbst angesetztes Johanniskrautöl oder Johanniskraut-Rotöl aus der Apotheke lässt sich als ausgezeichnetes Mittel (Einreibung, Auflage mit getränktem Tuch) bei Hautirritationen, Verletzungen, Verbrennungen und Herpes verwenden.

Geeignet zur Kombination mit: Baldrian, Hopfen, Melisse, Passionsblume, Kamille, Lavendel, Hafer, Weißdorn

Übersicht: Heilpflanzen bei psychischen und vegetativen Beschwerden

(Reizmagen/-darm: siehe Übersicht Magen-Darm-Pflanzen, Seite 74)

Pflanze	Verwendeter Pflanzenteil
Baldrian (Valeriana officinalis, siehe Seite 91)	Wurzel
Basilikum (Ocimum basilicum)	Blätter
Frauenmantel (Alchemilla xanthochlora/vulgaris)	Kraut
Ginseng (Panax ginseng)	Wurzel
Hafer (Avena sativa)	Früchte/Saat
Herzgespann (Leonurus cardiaca)	Kraut
Hopfen (Humulus lupulus)	Zapfen
Johanniskraut (Hypericum perforatum, siehe Seite 92)	Kraut
Kamille (Matricaria recutita, siehe Seite 62)	Blüten
Linde (Tilia cordata/platyphyllos, siehe Seite 50)	Blüten
Melisse (Melissa officinalis, siehe Seite 66)	Blätter
Mistel (Viscum album)	Kraut
Kalifornischer Mohn (Eschscholzia californica)	Kraut
Passionsblume (Passiflora incarnata, siehe Seite 96)	Kraut
Rosmarin (Rosmarinus officinalis)	Blätter
Teestrauch (»Schwarztee«, Camellia sinensis)	Blätter
Weißdorn (Crataegus monogyna/laevigata, siehe Seite 52)	Blüten und Blätter

Hauptwirkung

stark schlaffördernd, beruhigend, ausgleichend

entblähend, allgemein belebend, konzentrationsfördernd

entzündungshemmend, beruhigend, schmerzlindernd, leicht
zusammenziehend

stimulierend, kräftigend, ausgleichend, konzentrationssteigernd
(nicht bei Bluthochdruck!)

beruhigend, schlaffördernd

beruhigend auf Nerven und Herz, blutdrucksenkend

beruhigend, schlaffördernd, krampflösend, appetit- und
verdauungsfördernd

aufhellend/antidepressiv, beruhigend, stopfend, reizlindernd,
wundheilungsfördernd

entzündungshemmend, krampflösend, leicht beruhigend,
reizmildernd, haut- und schleimhautschützend, keimwidrig

schweißtreibend, auswurffördernd, abwehrsteigernd, mild
beruhigend

beruhigend, entblähend, verdauungsfördernd, krampflösend,
entzündungslindernd

blutdrucksenkend, abwehrstärkend

beruhigend, schlaffördernd

beruhigend, schlaffördernd

leistungs- und blutdrucksteigernd, konzentrationsfördernd

durchfallhemmend, zusammenziehend, keim- und entzündungswidrig (Ziehdauer 10 Minuten), anregend (unter 5 Minuten)

leistungs- und herzstärkend

Passionsblume (Passiflora incarnata)

Die bis zu 5 m lange, rankende Tropenpflanze wird aufgrund ihrer 8 cm großen, weißen bis violetten Blüten in botanischen Gärten geschätzt. Doch wurde man sich in Europa erst in den letzten Jahrzehnten ihrer hervorragenden mild beruhigenden Eigenschaften bewusst.

Verwendete Pflanzenteile: Kraut

Wichtigste Inhaltsstoffe: Flavonoide, Cumarin, Zucker, Polysaccharide

Hauptwirkung: mild beruhigend, schlaffördernd, angstlösend, krampflösend

Einsatzgebiete: nervöse Unruhe, vegetative Labilität, Angst, Schlafstörungen, Depression, Wechseljahresbeschwerden, nervöse Herz- und Magen-Darm-Beschwerden

TEEZUBEREITUNG

2 gehäufte TL getrocknetes Kraut mit 250 ml kochendem Wasser übergießen und 5–7 Minuten ziehen lassen. 2–3 × tägl. 1–2 Tassen (bei Schlafstörungen besonders vor dem Schlafengehen).

Geschmack: mild-heuartig

Nebenwirkungen/Einschränkungen: keine bekannt

Hinweis: Kinder von 1–4 $^1/_4$, von 4–10 $^1/_2$ Pflanzenmenge

Tipp: Präparate wie Alcea Passiflora incarnata (Urtinktur), Passiflora Curarina, Passin, oder Passiflora Nerventonikum Wala wirken etwas stärker angstlösend als der Tee.

Geeignet zur Kombination mit: Baldrian, Hopfen, Melisse, Johanniskraut, Kamille, Lavendel, Hafer, Weißdorn

TEEMISCHUNGEN

Teemischungen bei psychischen/vegetativen Beschwerden

Tee bei Ein- und Durchschlafstörungen

Je 2 Teile Baldrianwurzel, Hopfenzapfen, Melissenblätter mit 1 Teil Lavendelblüten mischen. 2 gehäufte TL der Mischung mit $^1/_4$ l kochendem Wasser übergießen, nach 10 Minuten absieben. 1–2 Tassen abends, ggf. mit Honig süßen.

Tee bei nervöser Unruhe, Angst, Anspannung

Passionsblumenkraut, Baldrianwurzel, Melissenblätter, Johanniskraut und Hopfenzapfen: 2 gehäufte TL der Mischung mit $^1/_4$ l kochendem Wasser übergießen, nach 10 Minuten absieben. 2–3 Tassen über den Tag verteilt, ggf. mit Honig süßen.

Schlaftee für Kinder

Passionsblumenkraut, Melissenblätter und Kamillenblüten: 2 TL mit $^1/_4$ l kochendem Wasser übergießen, nach 5 Minuten absieben, 1 Tasse abends vor dem Schlafengehen.

Tee bei depressiver Verstimmung

Johanniskraut, Passionsblumenkraut und Melissenblätter: 2 gehäufte TL der Mischung mit $^1/_4$ l kochendem Wasser übergießen, nach 7 Minuten absieben, 3 × 1 Tasse, tägl. Anwendung über mehrere Monate.

Tee bei Wechseljahresbeschwerden von Frauen und Männern

Hopfenzapfen, Johanniskraut, Frauenmantelkraut, Baldrianwurzel, Passionsblumenkraut: 2 gehäufte TL der Mischung mit $^1/_4$ l kochendem Wasser übergießen, nach 10 Minuten absieben, 3 × 1 Tasse tägl.

Leistungs- und kreislaufsteigernder Aufwachtee

Tausendgüldenkraut, Weißdornblüten und -blätter, geriebene Ingwerwurzel (frisch oder getrocknet), Ginsengwurzel und Rosmarinblätter: 2 gehäufte TL der Mischung mit $\frac{1}{4}$ l kochendem Wasser übergießen, nach 10 Minuten absieben, 1–3 × tägl. 1 Tasse nach Bedarf. Bei Bluthochdruck auf Rosmarin und Ginseng, bei Magen-Darm-Reizung auf Tausengüldenkraut in der Mischung verzichten.

Tee bei Bluthochdruck

Weißdornblüten und -blätter, Mistel- und Schafgarbenkraut, Melissenblätter, frische Knoblauchzehe (oder Knoblauchpulver): 2 TL der Mischung mit $\frac{1}{4}$ l kochendem Wasser übergießen, 10 Minuten bedeckt ziehen lassen, dann absieben, 2 × tägl. 1 Tasse.

Kopfschmerztee

Weidenrinde, Pfefferminzblätter, Mädesüßblüten: 2 TL der Mischung mit $\frac{1}{4}$ l kochendem Wasser übergießen, nach 7 Minuten absieben, mehrmals tägl. 1 Tasse.

Weitere Maßnahmen

Häufig steckt hinter psychischen Beschwerden eine »ganze Welt«, die mit der Biografie, Konstitution, den Beziehungen, Lebensumständen und dem erlernten Verhalten zu tun hat. Grundsätzlich kann einiges für ein emotionales Gleichgewicht getan werden:

- ausreichender (6–8 Stunden) und erholsamer Schlaf
- regelmäßiger Lebensrhythmus (Schlafen, Essen, Arbeiten, Freizeit)
- stabile, verlässliche und positiv besetzte Beziehungen
- erfüllende und befriedigende Arbeit
- sinngebende Religion und Weltanschauung
- Aktivität statt Hilflosigkeit
- erfüllte Sexualität

- Konflikte aktiv und rasch lösen.
- 3 × wöchentlich Sport oder intensive Bewegung
- Gleichgewicht zwischen Belastungs- und Kraftquellen sowie zwischen Sicherheit und Wagnis
- Bei dauerhafter oder massiver Beeinträchtigung des Lebens: zeitnahe, zielgerichtete Psychotherapie, Psychosomatische Klinik oder ggf. psychiatrische Behandlung

Weitere Indikationen

Hautstörungen, Blasenentzündung, Ausleitung

TEEMISCHUNGEN

Tee bei akuter und chronischer Blasenentzündung
Birken-, Bärentrauben- und Goldrutenkraut: 1–2 gehäufte TL der Mischung mit $^1/_4$ l kochendem Wasser übergießen, 7–10 Minuten bedeckt ziehen lassen, dann absieben, 3–5 × tägl. 1 Tasse.

Tee bei Nieren- und Blaseninfekten
Birken-, Orthosiphon-, Brennnessel- und Bärentraubenblätter, Goldrutenkraut: 1–2 gehäufte TL der Mischung mit $^1/_4$ l kochendem Wasser übergießen, 7–10 Minuten bedeckt ziehen lassen, dann absieben, 3–5 × tägl. 1 Tasse.

Reizblasentee
Goldruten-, Löwenzahn-, Passionsblumen- und Johanniskraut, Brennnesselblätter: 2 gehäufte TL der Mischung mit $^1/_4$ l kochendem Wasser übergießen, 7–10 Minuten bedeckt ziehen lassen, dann absieben, 3 × tägl. 1 Tasse.

Tee bei Unterleibsentzündungen
Kamillenblüten, Schafgarben- und Goldrutenkraut, Melissen- und Brennnesselblätter: 2 gehäufte TL der Mischung mit $^1/_4$ l kochendem Wasser übergießen, 7–10 Minuten bedeckt ziehen lassen, dann absieben, 3 × tägl. 1 Tasse. Auch bei Prostataentzündung.

Tee zur Durchspülung, Ausleitung und Frühjahrskur
Ackerschachtelhalm-, Goldruten- und Löwenzahnkraut, Brennnesselblätter: 1 gehäuften TL der Mischung mit $^1/_4$ l kochendem Wasser übergießen, 7 Minuten bedeckt zie-

hen lassen, dann absieben, 5 × tägl. 1 Tasse (Kur: über 4–6 Wochen).

Hauttee bei Hautunreinheiten

Stiefmütterchenkraut, Walnussblätter, Kamillen- und Ringelblumenblüten, Wacholderbeeren: 2 gehäufte TL der Mischung mit $^1/_4$ l kochendem Wasser übergießen, 5 Minuten bedeckt ziehen lassen, dann absieben, 3 × tägl. 1 Tasse. Bei kleineren Kindern (auch mit Neurodermitis) statt Walnussblättern Gänseblümchenblüten verwenden.

Tee bei chronischen Ekzemen und Neurodermitis

Birken- und Walnussblätter, Schafgarbenkraut, Ringelblumenblüten, Wacholderbeeren: 2 gehäufte TL der Mischung mit $^1/_4$ l kochendem Wasser übergießen, 10 Minuten bedeckt ziehen lassen, dann absieben, 3 × tägl. 1 Tasse.

Aknetee

Stiefmütterchen-, Goldruten- und Schafgarbenkraut, Brennnessel- und Pfefferminzblätter: 2 gehäufte TL der Mischung mit $^1/_4$ l kochendem Wasser übergießen, 10 Minuten bedeckt ziehen lassen, dann absieben, 3 × tägl. 1 Tasse.

Weitere Maßnahmen

▮ **Sitzbad** bei Entzündungen im Genitalbereich einschließlich Blasen-, Scheiden- und Prostataentzündung: Ackerschachtelhalm, Brennnessel- und Goldrutenkraut, Kamillen- und Ringelblumenblüten (Durchführung siehe Seite 19)
▮ **Waschungen, Bäder, Teilbäder, Auflagen, Salben und Öle** (Durchführung siehe Anwendungsformen, Seite 16 ff.)

Übersicht Haut-, Blasen- und Ausleitungspflanzen (Anwendung äußerlich und innerlich)

(weitere reizlindernde Pflanzen: siehe auch Übersicht Erkältungspflanzen, Seite 34)

Pflanze	Verwendeter Pflanzenteil
Ackerschachtelhalm (Equisetum arvense)	Kraut
Augentrost (Euphrasia officinalis)	Kraut
Bärentraube (Arctostaphylos uvae ursi)	Blätter
Birke (Betula pendula/pubescens)	Blätter
Brennnessel (Urtica dioica/urens)	Kraut/Blätter
Eiche (Quercus robur)	Rinde
Frauenmantel (Alchemilla xanthochlora/vulgaris)	Kraut
Gänseblümchen (Bellis perennis)	Blüten
Goldrute (Solidago virgaurea/canadensis/gigantea)	Kraut
Hamamelis (Zaubernuss, Hamamelis virginiana)	Blätter, Rinde
Johanniskraut (Hypericum perforatum, siehe Seite 92)	Kraut
Kamille (Matricaria recutita, siehe Seite 62)	Blüten
Lavendel (Lavandula angustifolia)	Blüten
Löwenzahn (Taraxacum officinale)	Wurzel und Kraut
Melisse (Melissa officinalis, siehe Seite 66)	Blätter

ıptwirkung
degewebsfestigend, (haut)stoffwechselanregend, ndheilungsfördernd, schwach harntreibend
zündungshemmend, heilungsfördernd
ibakteriell, harnwegsdesinfizierend
ntreibend, entzündungshemmend, mild entwässernd rwiegend innerlich)
ntreibend, antirheumatisch, entzündungs- und merzhemmend
rk zusammenziehend, leicht entzündungs- und reizlindernd, ndheilungsfördernd, keimhemmend; Anwendung äußerlich ten innerlich in Durchfalltees)
zündungshemmend, hormonausgleichend, schmerzlindernd, ht zusammenziehend (vorwiegend innerlich)
zündungshemmend, zusammenziehend, stoffwechselfördernd, lindernd, auswurffördernd
renstimulierend, flüssigkeitsausschwemmend, zündungshemmend, krampflösend, schmerzlindernd, ibakteriell, abwehrstärkend
ammenziehend, entzündungshemmend, wundheilungsfördernd, lindernd (vorwiegend äußerlich)
hellend/antidepressiv, beruhigend, stopfend, reizlindernd, ndheilungsfördernd
zündungshemmend, krampflösend, reizmildernd, haut- und leimhautschützend, keimwidrig
uhigend, reizlindernd, blähungswidrig, gallenflussfördernd
dauungs- und appetitfördernd, kräftigend, mild abführend ırzel), wassertreibend, stoffwechselanregend/ausleitend (Blätter)
uhigend, entblähend, krampflösend, keimwidrig

Pflanze	Verwendeter Pflanzenteil
Orthosiphon (Orthosiphon aristatus)	Blätter
Ringelblume (Calendula officinalis)	Blüten
Schafgarbe (Achillea millefolium, siehe Seite 69)	Kraut
Spitzwegerich (Plantago lanceolata, siehe Seite 30)	Blätter
Stiefmütterchen (Viola tricolor)	Kraut
Teestrauch (»Schwarztee«, Camellia sinensis)	Blätter
Wacholder (Juniperus communis)	Beeren
Walnuss (Juglans regia)	Blätter
Zwiebel (Allium cepa, siehe Seite 33)	Zwiebel

– **Bei Hautirritationen** (z. B. Ekzeme, Neurodermitis, Verbrennungen, Sonnenbrand, wunde Stellen): mit Ringelblumen- und Kamillenblüten, Hamamelisblättern und Johanniskraut (Wund- und Heilmischung, auch für Kinder gut geeignet)

– **Bei hartnäckigen bzw. nässenden Ekzemen und Entzündungen:** mit Eichenrinde (vorwiegend Bäder und Auflagen)

▮ **Hautregenerierende entzündungslindernde Salbe** mit 50 g einer Mischung aus Ringelblumen- und Kamillenblüten, Hamamelisblättern, Ackerschachtelhalm- und Johanniskraut (s. Salben-Grundrezept, siehe Seite 20)

▮ **Bei Akne:** Gesicht 2 × tägl. mit konzentriertem (2 EL/$^1/_4$ l) Stiefmütterchen-Kamillentee waschen sowie Gesichtsdampfbäder über heißem Kamillentee.

uptwirkung
sinfizierend, entzündungshemmend, harntreibend
tzündungshemmend, keimwidrig, wundheilungsfördernd, nphabflussfördernd
ihungs- und entzündungshemmend, krampflösend, petitsteigernd, wundheilungsfördernd
tzündungshemmend, wundheilend, reizlindernd, desinfizierend
tzündungshemmend, reizlindernd, kortisonähnlich
rchfallhemmend, zusammenziehend, keim- und entzündungs-drig (Ziehdauer 10 Minuten), anregend (unter 5 Minuten)
rntreibend, krampflösend, auswurffördernd, blutdrucksenkend, mwidrig
sammenziehend, entzündungshemmend, reizlindernd, mwidrig, lymph- und stoffwechselanregend
tdruck- und fettsenkend, entzündungshemmend, keimwidrig, tgiftend, appetit- und verdauungsfördernd, wassertreibend

- **Bei Ekzemen** mit trockener Haut: Cremes und Salben auf Fettbasis, bei Selbstherstellung Wollfett zugeben.
- **Bei Abschürfungen** und anderen Hautverletzungen: Spitzwegerich- und Ackerschachtelhalmauflagen (Mull oder feines Tuch mit konzentriertem Tee oder Saft (gequetschte Spitzwegerichblätter) auf die Verletzung.
- **Sonne, Salzwasser** und **luftige Kleidung** bringen viele Hautirritationen zum Abheilen.
- **Ernährung** vorwiegend vegetarisch, abwechslungsreich und regelmäßig
- **Stress- und Beziehungsmanagement:** Die Haut ist häufig der Spiegel der Seele.

Schmerzen, stumpfe Verletzungen

TEEMISCHUNGEN

Tee bei rheumatischen Schmerzen (Arthritis/Arthrose)

Weidenrinde, Birken- und Brennnesselblätter, Löwenzahnwurzel, Goldrutenkraut: 2 gehäufte TL der Mischung mit $1/_4$ l kochendem Wasser übergießen, 10 Minuten bedeckt ziehen lassen, dann absieben, 3 × tägl. 1 Tasse (über 6 Wochen).

Arthrosetee

Teufelskrallenwurzel, Weidenrinde, Brennnesselkraut, Birkenblätter: 2 gehäufte TL der Mischung mit $1/_4$ l kochendem Wasser übergießen, 10 Minuten bedeckt ziehen lassen, dann absieben, 3 × tägl. 1 Tasse (über 6 Wochen).

Weitere Maßnahmen

▪ **Vollbad gegen Muskel- und Gelenkschmerzen**: Arnikablüten, Beinwell- und Teufelskrallenwurzel, Weidenrinde, Brennnesselkraut: 50–100 g der Mischung mit 2 l kochendem Wasser übergießen, 15 Minuten ziehen lassen und dem Badewasser zugeben: 20 Minuten bei max. 40 °C Wassertemperatur. Die Zubereitung eignet sich ebenfalls für **Teilbäder** oder **Auflagen** (getränktes Tuch für 30 Minuten auf die betroffenen Stellen auflegen).

▪ **Schmerzsalbe** (auch bei Verletzungen) mit obiger Pflanzenmischung (Herstellung siehe Seite 20), bei großflächiger Anwendung als **Öl** (siehe Seite 21), 2 × tägl. Alternativ z.B. Arnika-Salbe (Weleda, Kneipp) und Kytta-Salbe (Beinwell) aus der Apotheke.

- **Bei rheumatischen Beschwerden:** Möglichst viel moderate Bewegung (z. B. Radfahren, Schwimmen)
- **Bei Arthritis/entzündlichem Rheuma** bzw. Entzündungen am Bewegungsapparat: Kälteanwendungen wie kühle Quarkwickel (siehe Seite 43), kalte Kirschkernsäckchen, Gele oder Eissprays, jeweils mehrmals tägl. für 10 Minuten
- **Bei Arthrose/Degeneration:** Wärmeanwendungen wie warme Heublumensäckchen oder Kartoffelauflagen (siehe Seite 44), Wechseldusche (warm/kalt) auf betroffene Stellen
- **Bei stumpfen Verletzungen** des Bewegungsapparats gilt die PECH-Regel (s. Kasten).

PECH-Regel bei stumpfen Verletzungen

- **P**ause: Verletzten Körperteil ruhig stellen.
- **E**is: Mit Eis oder Kühlkompressen 20–30 Minuten kühlen (Vorsicht: Erfrierungen).
- **C**ompression: Anlegen eines Verbandes, am besten mit einer schmerzlindernden Salbe.
- **H**ochlagern der verletzten Extremität, damit sich Blutergüsse und Schwellungen nicht weiter ausbreiten.

Übersicht: Heilpflanzen bei Schmerzen und stumpfen Verletzungen

Pflanze	Verwendeter Pflanzenteil
Ackerschachtelhalm (Equisetum arvense)	Kraut
Arnika (Arnica montana)	Blüten
Beinwell (Symphytum officinale)	Wurzel (seltener: blühendes Kraut)
Brennnessel (Urtica dioica/urens)	Kraut/Blätter
Goldrute (Solidago virgaurea/canadensis/gigantea)	Kraut
Heublumen (Graminis flos)	verschiedene Blüten
Johanniskraut (Hypericum perforatum, siehe Seite 92)	Kraut
Kampfer (Cinnamomum camphora)	Holz
Löwenzahn (Taraxacum officinale)	Wurzel und Kraut
Pfefferminze (Mentha piperita, siehe Seite 68)	Blätter
Steinklee (Melilotus officinalis)	Kraut
Stiefmütterchen (Viola tricolor)	Kraut
Teufelskralle (Harpagophytum procumbens)	Wurzel

Hauptwirkung

bindegewebsfestigend, (haut)stoffwechselanregend, wundheilungsfördernd, schwach harntreibend (äußerlich und innerlich)

entzündungshemmend, desinfizierend, schmerzlindernd, abschwellend, durchblutungs- und resorptionsfördernd (nur äußerlich)

entzündungshemmend, abschwellend, schmerzlindernd, wundheilend, reizmildernd, geweberegenerierend, durchblutungsfördernd (nur äußerlich)

harntreibend, antirheumatisch, entzündungs- und schmerzhemmend (äußerlich und innerlich)

nierenstimulierend, flüssigkeitsausschwemmend, entzündungshemmend, krampflösend, schmerzlindernd, antibakteriell, abwehrstärkend (vorwiegend innerlich)

durchblutungsfördernd, schmerzlindernd, muskelentspannend (nur äußerlich)

aufhellend/antidepressiv, beruhigend, reizlindernd, wundheilungsfördernd (äußerlich und innerlich)

durchblutungsfördernd (Muskelrheuma, stumpfe Verletzungen), innerlich: Herz-Kreislauf stimulierend (meist als fertiges Öl)

verdauungs- und appetitfördernd, kräftigend, mild abführend (Wurzel), wassertreibend, stoffwechselanregend/ausleitend (Blätter)

erfrischend, appetit- und verdauungsfördernd, krampflösend, kühlend, schmerzlindernd (äußerlich, z. B. als ätherisches Minzöl)

entzündungshemmend, abschwellend, blut- und lymphabflussfördernd, wundheilend (äußerlich und innerlich)

entzündungshemmend, reizlindernd, kortisonähnlich (äußerlich und innerlich)

entzündungshemmend, schmerzlindernd, gelenkschützend (äußerlich und innerlich)

Informationen, Adressen & mehr

Bücher zum Weiterlesen

- Bäumler S: **Heilpflanzenpraxis Heute.** München: Elsevier; 2007.
- Beiser R: **La Luna Kräuterbuch** Band 1. Friesenheim: Eigenverlag (Rudi Beiser, Herrenstraße 12, 77948 Friesenheim); 2007.
- Bühring U, Ell-Beiser H, Girsch M: **Heilpflanzen in der Kinderheilkunde.** Das Praxis-Lehrbuch. Stuttgart: Sonntag; 2008.
- Bühring U: **Praxis-Lehrbuch der modernen Heilpflanzenkunde.** Grundlagen – Anwendung – Therapie. Stuttgart: Sonntag; 2005.
- Urbon B: **Heilkräuter.** Gesundes Wissen aus der Natur. Stuttgart: Haug; 2007.

Bezugsadressen von Medizinal- und Kräutertees

Artemisia
Hopfen 29
88167 Stiefenhofen
Tel. 0 83 86-96 05 10
E-Mail: info@artemisia.de
www.artemisia.de

La Luna Kräutermanufaktur
Herrenstraße 12
77948 Friesenheim
Tel. 0 78 21-99 77 61
E-Mail:
info@lalunakraeuter.de
www.lalunakraeuter.de

Sonnentor Kräuterhandelsgesellschaft mbH
Sprögnitz 10
A-3910 Zwettl
Tel. 00 43-28 75-72 56
E-Mail: office@sonnentor.at
www.sonnentor.at

Hinweis: Getrocknete Heilpflanzen erhalten Sie auch in allen örtlichen Apotheken.

Aus- und Fortbildung

Freiburger Heilpflanzenschule
Ursel Bühring
Zechenweg 6
79111 Freiburg
Tel. 0761-5565 5905
Fax 0761-5565 5906
E-Mail: info@heilpflanzenschule.de
www.heilpflanzenschule.de

Heilpflanzenschule Verden
Schafwinkeler Dorfstr. 1 a
27308 Kirchlinteln
Tel. 04237-942282
Fax 04237-944 0112
E-Mail: mpk@heilpflanzenschule-verden.de
www.heilpflanzenschule-verden.de

Pflanzenverzeichnis

*Bibliografische Information
der Deutschen Nationalbibliothek*
Die Deutsche Nationalbibliothek verzeichnet diese Publikation in der Deutschen Nationalbibliografie; detaillierte bibliografische Daten sind im Internet über http://dnb.d-nb.de abrufbar.

Programmplanung:
Dr. Elvira Weißmann-Orzlowski

Redaktion:
Susanne Arnold

Umschlaggestaltung und Layout:
CYCLUS · Visuelle Kommunikation, Stuttgart, Illustration: Parthena Loenicker

Bildnachweis:
Abbildungen im Innenteil:
Corbis: S. 7; Dynamic Graphics: S. 85; Eigene Bilder der Thieme Verlagsgruppe: S. 90; Christoph Frick: S. 18; Jessica Rossian/Shotshop: S. 49; Wala.de: S. 65

Grafiken:
Parthena Loenicker

© 2008 Karl F. Haug Verlag in MVS Medizinverlage Stuttgart GmbH & Co. KG
Oswald-Hesse-Straße 50,
70469 Stuttgart

Printed in Germany

Satz: Fotosatz Buck, Kumhausen
gesetzt in InDesign CS 3
Druck: Westermann Druck Zwickau GmbH, Zwickau

ISBN 978-3-8304-2270-9

1 2 3 4 5 6